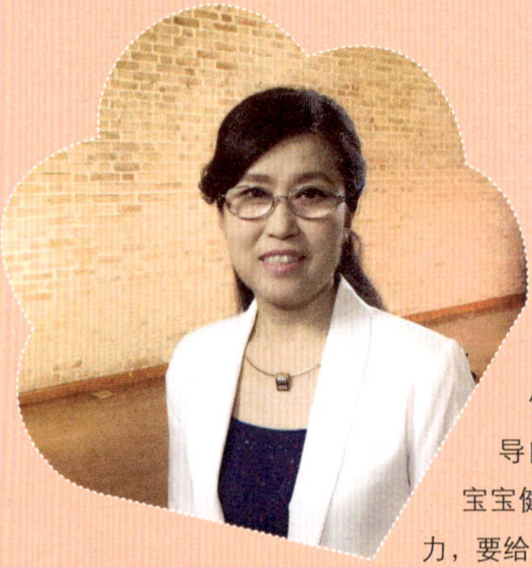

郑玉巧

著名儿童健康管理专家，现为中国人民解放军火箭军总医院儿科主任医师。

具有三十多年的临床经验，在孕产保健、儿童健康管理等方面有较深的造诣。倡导自然养育的理念，认为“无药而医”才是对宝宝健康的最佳呵护，新生命有适应新环境的能力，要给宝宝战胜疾病、自我修复的机会。

为中国宝宝量身定制的育儿科普作品《郑玉巧育儿经》系列（胎儿卷 婴儿卷 幼儿卷）《郑玉巧教妈妈喂养》《郑玉巧给宝宝看病》，科学翔实、实用易懂，受到了家长的认可和欢迎。并作为科学育儿专家参与了中央电视台等多家电视网络媒体的育儿节目，积极推广科学育儿知识，缓解家长育儿焦虑。

新浪认证微博：@郑玉巧育儿　　腾讯微博：@郑玉巧

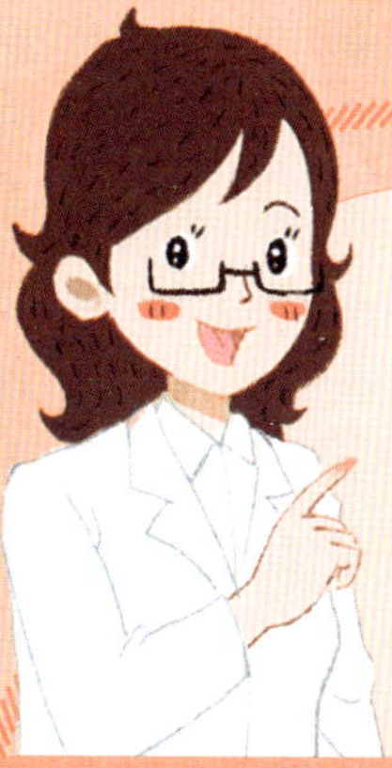

郑玉巧育儿经

家庭育儿全攻略

宝宝过敏全防护

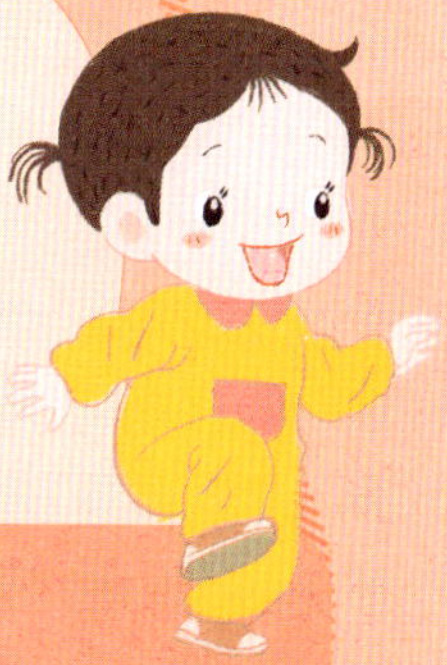

郑玉巧◎著

二十一世纪出版社集团
21st Century Publishing Group
全国百佳出版社

家庭呵护是孩子最好的健康保障

过敏是一件很烦人的事

有患过敏性鼻炎的人会深有体会：这种疾病总是反复发作，治疗困难。有些严重的，还引发了哮喘，导致终生都要谨慎生活，不敢重感冒、吃过于刺激性的食物、剧烈运动等。

有患湿疹的宝宝的家长也深有体会：瘙痒让孩子烦躁不安或哭闹不停，反复用药，起起落落，总也不见完全消失。

确实，过敏是件很烦人的事。有些人可能偶尔过敏，或短时过敏；有些人却可能长期过敏，反复发作，令人心忧。

过敏已成为全球儿童健康难题之一

到今天，全世界已有超过20%的儿童受到了过敏性疾病的影响。如：在美国，大约有数百万的儿童患有某种类型的过敏症，每天约有200万学生因过敏性疾病缺课；在英国，有15%~20%的儿童患有湿疹；在新加坡，过敏性疾病已成为儿童慢性病的首位，大多数患有过敏性疾病的儿童，在婴儿期时就曾出现过敏症状，如严重的湿疹。

在我国，随着人们生活水平的提高、环境的恶化，过敏患病率也在上升，过敏性疾病已成为都市儿童慢性病的首位，取代了营养缺乏性疾病。

父母学习一些过敏知识非常重要

本书是国内目前唯一一本全面介绍“过敏”知识的育儿图书。不仅有关于过敏的医学原理、表现特征、治疗方法、用药注意等一系列知识，还特别对过敏原的规避方法、过敏患儿的家庭护理、致命性过敏反应的急救操作等内容，做了详细介绍。

目前已确定，过敏的产生不仅与家族的遗传基因有关，也与我们的生活环境、生活方式等有紧密关系，过敏的诊断和治疗目前还处在研发提升阶段，到目前为止，还没有能根治过敏性疾病的药物和方法，因此，将过敏拒绝在发生之前，就显得尤为重要。预防过敏，需要从父母做起，从家庭做起。

父母学习一些过敏知识非常重要，可以帮助父母了解过敏产生、发展、诊疗的相关内容，帮助父母更好地寻找并规避过敏原；帮助父母科学护理过敏宝宝，同时有效配合医生诊治。可以说，父母是预防宝宝过敏的第一防线。

呵护宝宝，从家做起

家庭是孩子生活的主要环境和场所。减少宝宝过敏风险的方法，首先是让家“干净”起来！勤洗勤晒勤打扫，关注室内温湿度，不使用易积灰尘的厚窗帘、床品、地毯等，还要合理安排宝宝饮食，注意宝宝出行防护，另外，督促宝宝多运动、多锻炼，从身体体质上减少宝宝患病的可能性。

而当宝宝出现过敏反应或罹患过敏疾病后，父母也要懂得一些护理知识和方法，帮助宝宝减少过敏的痛苦，更快地恢复健康，不给宝宝留下其他的身体隐患或心理隐患。还要通过清晰条理的病史讲述、病况描述等，帮助医生做出更准确的诊断和治疗。所以，呵护宝宝健康，要从家做起。

目 录

第二章 食物过敏

第三章 婴幼儿湿疹

第五章 支气管哮喘

第六章 其他过敏性疾病

第七章 致命性过敏反应

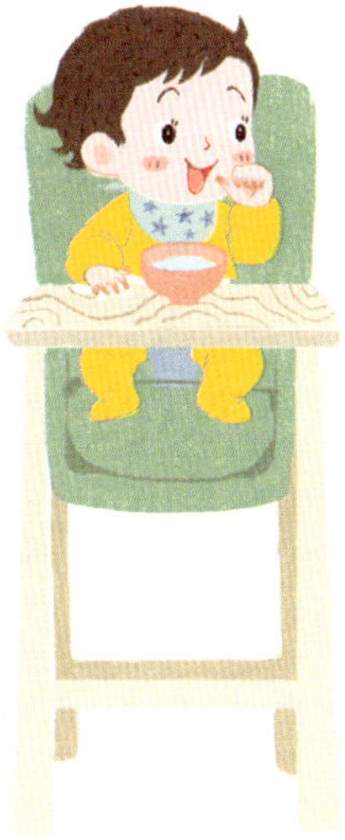

第一章

父母应知道的过敏知识

到目前为止，还没有根治过敏性疾病的药物和方法，过敏性疾病最根本的治疗是找到过敏原并规避之，抗过敏治疗主要是控制过敏引发的症状，停药后即有极大复发的可能，而有效的抗过敏药长期使用，其副作用难以避免，免疫疗法还在研究和起步中，尚不能广泛地用于过敏性疾病的治疗。所以，父母学习一些过敏知识，不但可预防宝宝罹患过敏性疾病，当宝宝一旦患过敏性疾病时，还能给医生的诊断和治疗带来极大的帮助，有时，父母的作用甚至超过医生。

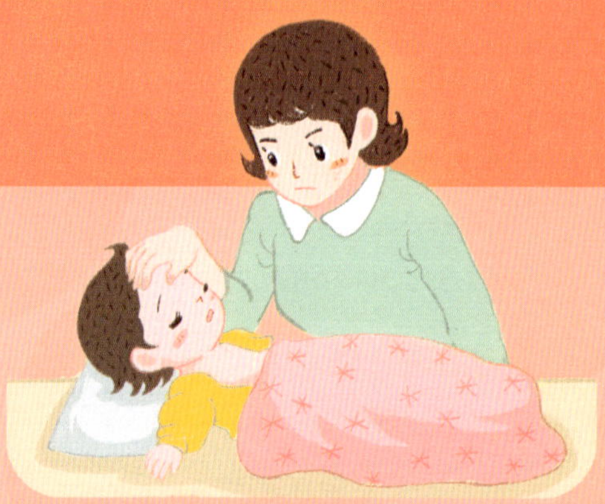

第一节 儿童过敏常见问题

1. 过敏是怎么一回事?

1906年, Clemens Von pirquet提出了过敏一词。过敏是怎么回事?过敏反应是如何发生的?过敏反应会给宝宝带来哪些危害?如何治疗?如何预防?这一系列的问题父母有必要了解吗?答案是肯定的,很有必要。

到目前为止,还没有根治过敏性疾病的药物和方法,过敏性疾病最根本的治疗是找到过敏原并规避之,抗过敏治疗主要是控制过敏引发的症状,药物使用期间症状改善,停药后即有极大复发的可能,需要长期用药,而有效的抗过敏药长期使用,其副作用难以避免,有些药物随着使用时间的延长疗效逐渐降低。免疫疗法还在研究和起步中,治疗周期长,尚不能广泛地用于过敏性疾病的治疗。所以,父母学习一些过敏知识,不但可预防宝宝罹患过敏性疾病,当宝宝一旦患过敏性疾病时,还能给医生的诊断和治疗带来极大的帮助,有时,父母的作用甚至超过医生。

那么,过敏是怎么回事呢?用一句话解释,过敏就是免疫系统对某一物质发生了一系列不适当甚或有害的反应。引发过敏的某一物质被称为过敏原。

不对啊,免疫系统不是保护孩子的吗?不然的话,妈妈怎么会希望自己的孩子免疫力强呢？父母不是想尽一切办法提高孩子的免疫力吗？免疫系统怎么会做对宝宝有伤害的事情呢？

是的，我们都知道，免疫系统有一项非常重要的任务，就是保护机体免受致病微生物的侵害。当致病微生物侵入机体时，免疫系统就会视其为入侵者，想尽一切办法将其消灭。其中最有效、最彻底的歼灭方式就是针对入侵者的特征，生产出相应的武器，最终歼灭来敌。医学上，把入侵者称为抗原，把武器称为抗体。

但是，免疫系统有时也会犯糊涂，把“非敌”入侵者，比如动物皮屑、螨虫分泌物、粉尘、霉菌，甚至某些食物，误认为是入侵者，

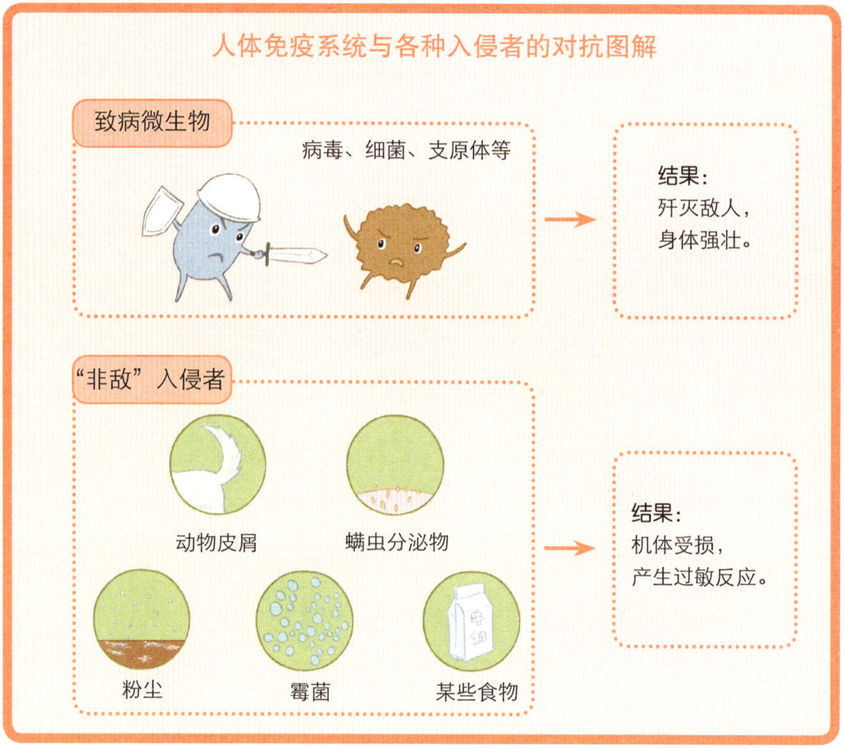

也生产出相应的武器。医学上，把这些“非敌”入侵者称为过敏原，把针对“非敌”入侵者生产的武器称为IgE抗体。当这些“非敌”入侵者再次进入机体后，免疫系统就下达命令，一举歼灭来敌。然而，包括食物在内的这些“非敌”入侵者并非是真正的敌人，这场战斗的结果不是以歼灭来敌而告终，而是发生了有损机体的结局——过敏性疾病，表现就是出现过敏反应，也被称为超敏反应。治疗这样的超敏反应，医生能做的，就是命令免疫系统休战，采取不抵抗战略，让国家、人民和军队休养生息。医生手中的令牌就是免疫抑制剂，人们熟悉的糖皮质激素，还有挽救生命的肾上腺素。

2. 过敏症状是如何发生的?

倘若宝宝体内生产了针对某一“非敌”入侵者的武器，即IgE抗体，当宝宝再次触摸、吸入、食入或注入某一“非敌”入侵者时，身体就发生了免疫反应，释放组胺以及其他的化学物质，试图将其逐退。这些化学物质会刺激身体某一器官发生炎症反应，出现多种表现形式的过敏症状，这些症状轻重不一，持续时间不等，可以是季节性的，也可以是持续不断的。如流鼻涕、打喷嚏、瘙痒等轻微的过敏症状，或咳嗽、哮喘、水肿、皮疹等显著的过敏症状，甚或出现过敏性休克，危及生命的严重过敏反应。

倘若宝宝持续接触过敏原，过敏症状就会不断发展，宝宝就会罹患过敏性疾病，给宝宝带来身体上的不适和心理上的压力。

过敏炎症发生在不同的部位，会有不同的过敏症状出现，如下图所示：

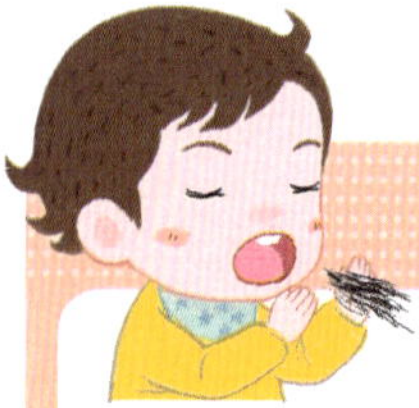

过敏炎症发生在不同部位的过敏表现

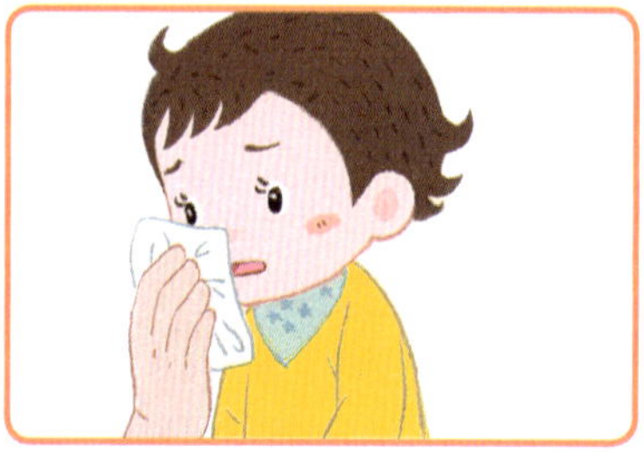

●过敏导致的炎症持续发生在上呼吸道，宝宝会罹患过敏性鼻炎。

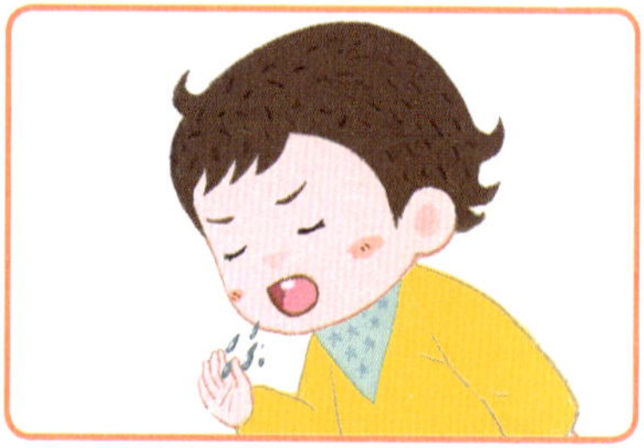

●发生在下呼吸道，则会罹患支气管哮喘。

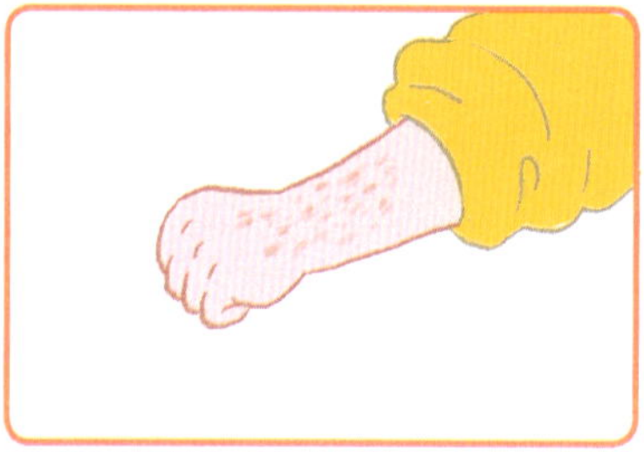

●发生在皮肤，会罹患湿疹。

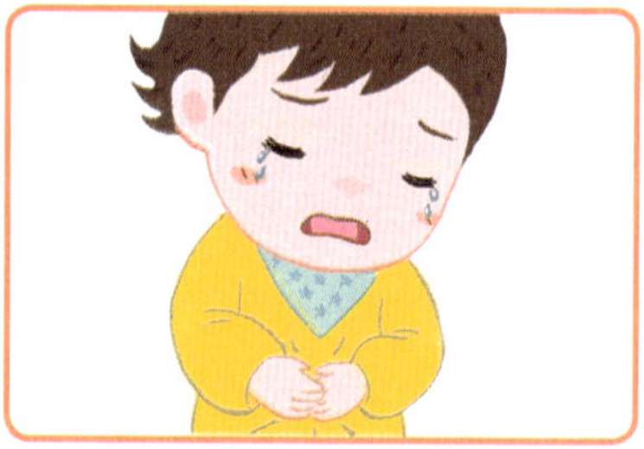

●发生在肠道、眼睛、心血管等器官，会引起荨麻疹、过敏性结膜炎、过敏性食道炎、小肠炎、结肠炎、直肠炎。

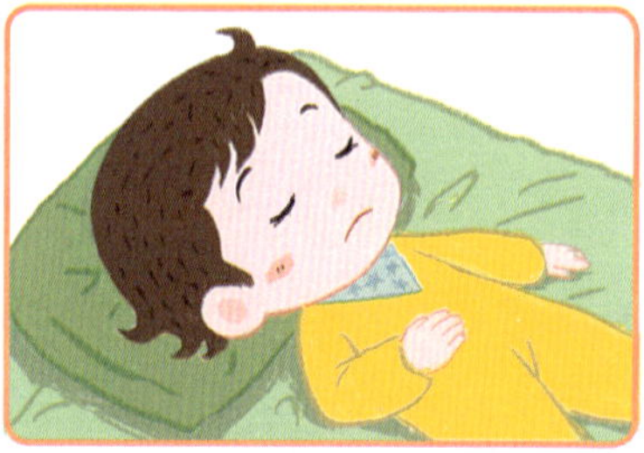

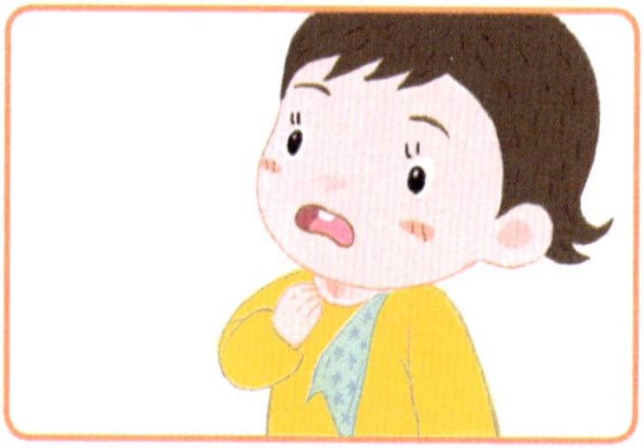

●有些过敏原可引起呼吸困难、血压下降，如过敏性休克、急性喉水肿等致命性过敏反应，甚至危及宝宝生命。

3. 什么是过敏原？

任何可以引起过敏反应的物质都可以称为过敏原。通常情况下，过敏原的主要成分是外来的蛋白质。说到蛋白质，您可不要认为蛋白质就是我们吃的食物，从而错误地认为过敏原主要源于食物。蛋白质是一种有机化合物，是生命体的重要组成部分，包括我们看不到的微生物，如病毒、细菌、霉菌等；某些昆虫，如螨虫、蟑螂等；以及可见的皮屑、花粉、动物皮毛等；还有某些食物。实际上，在引发人类过敏的诸多过敏原中，来源于食物的过敏原甚少，更多的是吸入和接触了环境中的过敏原。

对于非过敏体质的宝宝来说，过敏原是无害的，而对于有过敏体质的宝宝来说，遭遇过敏原后，机体很可能会产生过敏反应，甚至引发过敏性疾病。所以，了解过敏原很重要，因为，过敏性疾病最有效的治疗方法是规避过敏原。

有过敏体质的宝宝容易患过敏性疾病，最常见的三种过敏性疾病是：鼻炎、哮喘、湿疹。

过敏性疾病可在任何年龄段出现。婴儿会出现湿疹、食物蛋白引发的肠病，幼儿会出现过敏性鼻炎、哮喘，儿童会出现花粉热、过敏性鼻炎、支气管哮喘、湿疹等。

对于有过敏体质的宝宝，父母会非常担心：不知宝宝何时会发生过敏？会罹患哪种过敏性疾病？是终生过敏？还是短时间过敏？什么时候能不再过敏？如何预防宝宝发生过敏？如何规避可能的过敏原？如何防止发展成过敏性疾病？一旦发病如何治疗？

通常情况下，过敏需要一定的时间才能显现出来。比如，花粉过敏，数年后才可能发作。对猫毛和皮屑有过敏倾向的宝宝，在最初接触猫毛的几个月里，或许没有任何过敏性的表现，或过敏反应症状很轻。但是，当宝宝持续接触猫毛时，宝宝可能终将爆发过敏反应。

宝宝会不会随着年龄的增长就不会过敏了？对某些食物过敏的宝宝，随着年龄的增长，对这些食物就不过敏了。但是，某些食物过敏可能会伴随几年、十几年，甚或终生。某些过敏性疾病可能会反复数年，徘徊不断，如过敏性鼻炎、支气管哮喘。

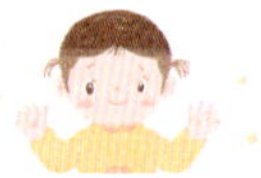

郑大夫小课堂

新加坡国立大学教授雨果•范•贝弗博士研究结果显示，在新加坡，有大约1/4的儿童患有过敏性疾病，排在第一位的是过敏性鼻炎，在青少年中发病率高达40%。排在第二位的是哮喘，占到15%~25%。第三位是湿疹，占15%~20%，多发生于婴幼儿。其他常见过敏性疾病有荨麻疹、血管神经性水肿、严重过敏反应和过敏性休克、胃肠道问题和其他病症。

4. 什么是过敏体质？

“您的孩子是过敏体质……”

“啊，为什么？能改变吗？会怎么样？我要怎么做？”

父母每当从医生的口中听到孩子有什么问题时，都会万分慌张，焦急、害怕和担忧之情溢于言表。

是啊，父母最怕的就是孩子生病，恨不得让孩子的病转到自己身上，替孩子承受病痛。在三十几年的临床工作中，最让我高兴的是，父母焦急万分疑心重重地来，轻松愉快满心欢喜地离开诊室。最让我难受的是，遇到真正生病的孩子，生的又是难治难愈的疾病，却必须向父母告知实情的时候……因为，我也是一位母亲。

实际上，过敏体质不是一个疾病的诊断名称，也不意味着宝宝患病了，仅仅指的是宝宝的基因特征。

通常情况下，引起过敏反应的外来物质——过敏原，对于有过敏体质的宝宝来说，可能是有害的，即很有可能产生过敏反应，甚至引发过敏性疾病。但是，并非所有过敏体质的宝宝遇到过敏原后都会产生过敏反应，都会罹患过敏性疾病。所以，如果您的宝宝被告知是过敏体质，但您的宝宝没有任何异常表现，也没有任何不适症状，您切莫在日常生活中给宝宝设限无数，这也不敢吃，那也不让碰，带宝宝外出，消毒液不离手。

过敏原对于非过敏体质的宝宝来说，基本是无害的，既不产生过敏反应，也不会引发过敏性疾病。但是，临床中，有的时候，并未在罹患过敏性疾病的儿童身上找到过敏体质的证据。所以，如果您的孩子出现了某些过敏症状，且被过敏专业医生诊断出过敏性疾病，即便没有过敏体质证据，也要依据医嘱积极应对宝宝的过敏症状，切莫贻误病情。

另外，对某一过敏原过敏，并不意味着永久过敏。对某一过敏原未曾发生过敏，也不意味着一直都不会过敏，或许在某一时间段就开始过敏了。

5. 过敏体质与父母遗传有关吗？

过敏体质与家族过敏史密切相关，父母可以通过基因把过敏体质传递给孩子。过敏体质是不可以通过药物或其他方法改变的，未来或许可通过改变基因的方式来改变过敏体质。那么，有过敏体质的宝宝会怎么样？

理论上，所有宝宝都有发生过敏和罹患过敏性疾病的可能性。但是，有过敏体质的宝宝更容易发生过敏反应和罹患过敏性疾病。

尽管孩子能遗传家族的基因成为过敏体质。但是，父母也不要焦虑担心，有过敏体质的宝宝，并非一定会发生过敏反应或罹患过敏性疾病；而没有过敏体质的宝宝，也并不意味着不会过敏。

尽管如此，家庭成员之间，是否是过敏体质、对哪种物质产生过敏、出现了哪种类型的过敏反应，都存在很大的个体差别。比如，姐姐对花生严重过敏，妹妹或弟弟却几乎没有任何过敏情况；妹妹婴儿期对牛奶蛋白有严重的过敏反应，表现为湿疹，哥哥却对牛奶蛋白完全没有过敏反应。

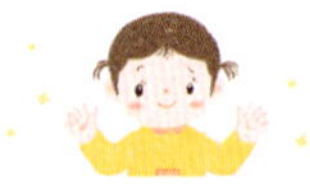

郑大夫小课堂

迄今为止，遗传学家对过敏的遗传机制仍不甚明了，过敏的遗传包含了一系列复杂的模式和现象。例如，如果父母中的一位对花粉或宠物过敏，那么有40%~50%的可能性宝宝易患某种过敏性疾病；如果父母双方都是过敏性体质，那么宝宝是过敏性体质的可能性上升到57%~80%。父母的过敏症越重，他们的孩子发生过敏的可能性越大。

如果您的孩子是过敏体质，父母需要做的是，学习一些过敏知识，向医生咨询：宝宝有可能对哪些物质过敏？如何规避可能的过敏原？宝宝出现哪些情况意味着过敏？如何应对？

父母过敏与否与孩子发生过敏的关系

父母	子女
父母都不过敏	15%~20%过敏
只有父亲过敏	45%过敏
只有母亲过敏	50%过敏
父母都过敏	70%过敏
父母都严重过敏	>90%过敏

资料来源：《小儿过敏性疾病 Allergic Diseases in Children》

[比利时]雨果•范•贝弗 著 阮标 张铁松 主译

6. 儿童过敏的全球现状

过敏性疾病影响到全世界超过20%的儿童，成为世界性儿童健康难题之一。

在我国，随着生活水平的不断提高，过敏性疾病发病率也随之上升，过敏性疾病成为都市儿童慢性病首位，取代了营养缺乏性疾病。过敏原可以导致呼吸道疾病，如哮喘和过敏性鼻炎；可导致皮肤疾病，如湿疹和荨麻疹；可引发肠道疾病，如过敏性小肠结肠炎、嗜酸性食道炎等。

在新加坡，过敏性疾病是儿童慢性病的第一位，对于大多数患有过敏性疾病的儿童来说，通常在婴儿期就首次出现过敏症状，如严重的湿疹。

在美国，美国疾控中心公布的2011年国家卫生普查数据结果显示：18岁以下的儿童中有4.5%对食物过敏（较2000年的3.5%有所上升），10.7%有皮肤过敏（较2000年的7.3%有所上升），16.6%有花粉热或呼吸道过敏。在美国，大约有数百万的儿童患有某种类型的过敏症，每天约有200万学生因过敏性疾病缺课。

在英国，约有15%~20%的儿童会患上湿疹。

哮喘是儿童期常见的慢性病，大约每11名孩子中就有1个会患有哮喘病。食物过敏，尤其是花生过敏，尽管相对来讲并不像由于蜜蜂或大黄蜂蜇后引起过敏那样普遍，但也呈上升趋势。

1967~2001年新加坡儿童哮喘发病率增长情况

年份	哮喘发病率
1967	6%
1987	14%
1994	20%
2001	21%

资料来源：Wang and co-worbers, Arch Dis Child (2004) 89; 423

7. 如何判断是什么引发了宝宝过敏？

如何判断宝宝对什么物质过敏？需要父母仔细侦察，当过敏反应发作时，会提供一些线索。比如，霉菌过敏通常发生在潮湿的雨季；尘螨过敏或宠物过敏通常在早晨发作，并且常年都可能发生；花粉相关的过敏通常发生在春秋两季。

如果宝宝对宠物猫过敏，将猫与宝宝分离，宝宝过敏情况并不能很快消失，甚至很长时间以后才有所缓解。约翰霍普金斯大学的研究证明，宝宝与猫隔离一年以上的时间，才能使猫的茸毛皮屑导致过敏的水平，降低至不引起宝宝过敏的水平。

如果将宝宝与宠物隔离，比如，把宠物托付给亲戚或朋友代养，宝宝过敏情况减轻甚至完全缓解，可间接证明，宝宝的过敏症很有可能与宠物毛和皮屑有关。但是，如果是带宝宝外出旅游一段时间，就不能就此下结论，或许宝宝对家里的其他物质过敏，如螨虫或霉菌。

寻找过敏原不是一件容易的事，有时医生也找不出确切的过敏原。

医生会对宝宝进行仔细的检查，并询问许多问题，做必要的临床检测，如检查宝宝血液中特异性免疫球蛋白（IgE）水平、皮肤点刺试验等，寻找引发宝宝过敏的过敏原，明确过敏的确切原因。

8. 什么是过敏进程？

从一种过敏症状到另一种过敏症状的沿革叫作“过敏进程”。对于易过敏的婴儿来说，湿疹和慢性胃肠道症状是过敏的最初表现，牛奶、鸡蛋等食物过敏主要发生在1岁以内的婴儿，表现为腹泻、呕吐、消化不良和湿疹。

尘螨、宠物毛或皮屑等吸入性过敏原导致的过敏反应，到了学龄前和学龄期可能会出现过敏症状，主要的表现为慢性或反复发作的呼吸道疾病，如哮喘和过敏性鼻炎。

简单地说：食物过敏主要发生在1岁以内的婴儿；湿疹主要发生在0~2岁的婴幼儿；哮喘和过敏性鼻炎高发于学龄儿童。这三种常见过敏性疾病可以单独发生，也可以由一种转变为另一种。

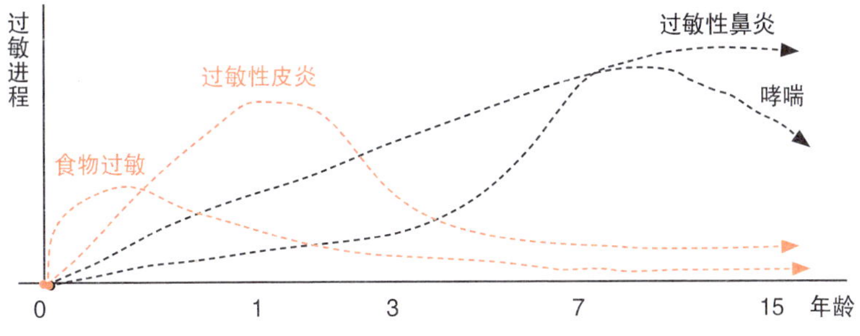

第二节 有哪些常见的过敏原

生活中可能的过敏原有上千种，常见的过敏原包括食物、药物、昆虫、动物皮毛、尘螨、霉菌、花粉。主要是通过吸入、食入、身体接触和注射等方式，使机体产生过敏反应。

对于过敏的宝宝来说，机体对过敏原会产生过敏反应，而对于不过敏的宝宝来说，机体对过敏原不会产生任何过敏反应。所以，父母要清楚一点，如果您的宝宝没有任何过敏症状，没有发生过任何过敏反应，更没有罹患过敏性疾病，那么，您不需要让宝宝规避所谓的过敏原。

儿童常见过敏原		
吸入性过敏原		食入性过敏原
户外	植物花粉、昆虫叮咬	牛奶、禽蛋、大豆、麦麸、花生、海鲜、鱼、树生坚果
室内	宠物或动物毛皮、尘螨、霉菌、蟑螂、红蚂蚁、白蚁、臭虫	
其他	香烟烟雾、香水、汽车尾气、芳香剂、空气清新剂	

1. 经空气携带的过敏原

❖ 尘螨

早在1966年，人们就发现了灰尘中的尘螨是导致过敏症状的原因之一，在这之前，人们一直认为是灰尘引发了过敏反应。尘螨分布在全世界，尤其是潮湿的地方，研究发现超过30%的人群皮肤过敏测试中至少对一种尘螨有阳性反应。尘螨的致敏作用与哮喘、鼻炎和湿疹密切相关。

尘螨是常见的过敏原，就生活在宝宝周围，以成人皮肤每天脱落下来的数百万的皮屑为食。尘螨也是室内尘埃的主要致敏成分，室内尘埃由许多小颗粒组成，其中含有像织物纤维、细菌以及尘螨这样的物质，它们生活在寝具、室内装饰、地毯中。宝宝在沙发上跳跃时，在地毯上滚来滚去玩耍时，躲在窗帘后面玩捉迷藏时，隐藏在这些地方的，含有螨虫、细菌和皮屑等颗粒物的尘埃飞扬起来，如果宝宝对其中某一物质过敏，则此物质就成为引发宝宝过敏的过敏原了。

尘螨只能在显微镜下看到，喜欢生活在温暖潮湿的地方，人体皮肤脱落的皮屑是尘螨的食物来源，因此，尘螨多寄居在卧室中，尤其是床单和枕头上。热带地区尘螨密度很高，活的尘螨、尘螨的排泄物和唾液、尘螨死亡后分解的液体都可成为过敏原。

面粉也可成为吸入性过敏原，这是为什么？原来，真正的元凶仍然是螨虫，只是螨虫寄生在面粉中了，当有过敏倾向的宝宝吃了被螨虫污染的面粉，以及用被污染的面粉制作的食物时，恰好发生了过敏反应，父母认定宝宝是食物过敏就不足为奇了。所以，如果您的宝宝是过敏体质，或确定对螨虫过敏，面粉不要存放太久。

❖ 蟑螂的排泄物和唾液

调查显示，蟑螂是继尘螨之后，第二重要的过敏原，也是主要的家庭过敏原，尤其是在旧城区。生活在旧城区蟑螂成灾的建筑物里的孩子们，哮喘的发病率高，蟑螂是主要原因之一。美国研究人员指出，蟑螂常和市中心儿童的严重哮喘有关，并认为37%的过敏是蟑螂导致。引起过敏的物质主要是蟑螂的排泄物和唾液。如果家里有蟑螂，一定要坚持不懈消灭蟑螂，终有一天会彻底消灭。

❖ 宠物皮毛和皮屑

宠物是继尘螨和蟑螂之后，第三常见的过敏原。宠物的毛屑（脱落的皮肤、毛、羽毛的微小薄片）能够引起过敏，宠物的唾液也可以成为过敏原。当宠物舔舔自己时，唾液黏附到它的毛皮或羽毛上，唾液干了后，唾液里的蛋白质颗粒会飘浮在空气中，散落在家中的地板上、家具表面、织物内和宝宝寝具和玩具上，宝宝在地板上蹦跳，散落物再次飘浮起来，被宝宝吸入，引发过敏反应。

猫是最爱舔舔自己身体的动物，所以猫是宠物中最严重的过敏原。

宠物尿便也是过敏原，当尿便附着到飘浮的毛、皮屑上时，或者当它的尿便没有得到及时清洁时，也会成为过敏原。

宠物过敏原可以导致鼻炎、哮喘和皮肤过敏。有过敏倾向的宝宝，长期而密切地接触宠物，会使宝宝呼吸道处于高度敏感状态，比如鼻炎和哮喘，还会导致宝宝对病毒等微生物易感，比如经常罹患急性呼吸道病毒感染，就是父母所说的宝宝反复感冒。

有报道称，经常给宠物洗澡，带宠物去室外溜达，对宝宝的过敏

经空气携带的过敏原

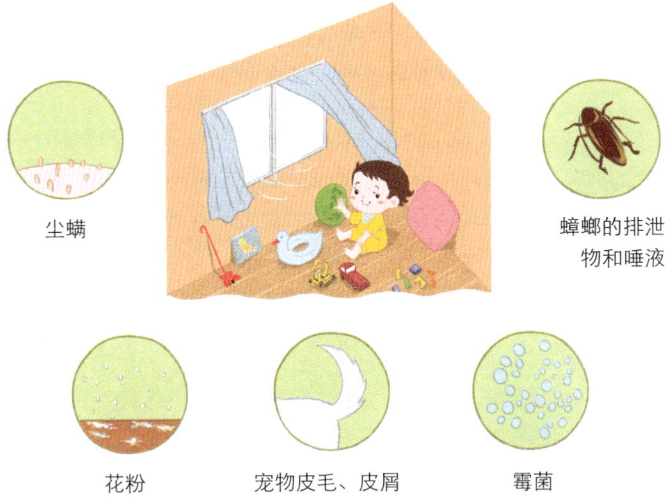
尘螨
蟑螂的排泄物和唾液
花粉
宠物皮毛、皮屑
霉菌

症状改善作用并不明显。美国有学者研究表明，在采集的大量灰尘样本中，无论采集的灰尘来自室内，还是室外，抑或是学校或幼儿园，甚至宠物没有去过的房间里，都检测到宠物过敏原，学者们认为可能的原因是，来自宠物的过敏原黏附在了与宠物密切接触者的衣服和头发上，这些与宠物密切接触的人成为宠物过敏原的传播者。

猫的过敏原主要来自毛皮脂腺的分泌物、唾液和皮屑。猫的皮屑比较轻，很容易经空气传播，所以，猫的过敏原可以是灰尘的一部分。猫的皮屑非常小，可以被吸入到气管内引起哮喘。猫的皮屑、唾液和分泌物黏附到猫主人的衣服上，会传播给与他密切接触的人和公共场所。所以，如果您的宝宝对猫过敏，只是不让宝宝接触猫，宝宝是很难规避过敏原的。

狗的过敏原主要存在于唾液和皮屑中，狗的皮屑过敏性要弱于猫，而且狗洗澡比猫频，减少了皮屑的释放，所以狗引发的过敏比猫少。狗的过敏原同样可以在没有养狗的家里和公共场所检测到。对狗过敏的宝宝，长期和宠物狗在一起，可以引起呼吸道永久的高致敏性，导致慢性或反复发生的哮喘和鼻炎。

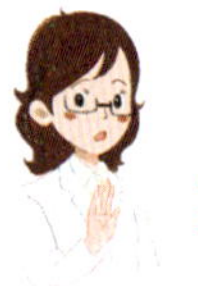

案例回放

一位可爱的5岁小女孩，身体一直很健康，新生儿期有过短暂的湿疹，1岁时曾因被诊断支气管肺炎，静脉输注抗生素5天。1岁后，每年一两次的感冒，一直都很健康。

4岁以后，宝宝开始反复呼吸道感染，几乎每次都是流涕、喷嚏、咳嗽和喘息，近2月这些症状持续存在。仔细询问病史，唯一不同的是家里饲养了一个小白兔，宝宝从幼儿园回家后，除了吃饭睡觉，几乎不离开这个小兔子，总是抱在怀里抚摸着兔子身上的毛毛。

“小兔子很可能是引发宝宝呼吸道过敏的过敏原。”没办法，宝宝不同意把小兔子送人，妈妈只好把小兔子放到房屋的门廊，每天只允许宝宝在门廊和小兔子玩10分钟。宝宝呼吸道过敏症状有所减轻，但仍然频繁流涕喷嚏咳嗽。

妈妈和宝宝耐心商量，宝宝终于同意把小兔子寄养到宠物店。半年后，宝宝呼吸道过敏症状消失，期间，宝宝服用过抗过敏药，严重时雾化吸入糖皮质激素。

仓鼠过敏原主要是唾液和皮屑，仓鼠过敏可表现为鼻炎、哮喘和湿疹。现在，仓鼠也逐渐成为家庭饲养的宠物，因此，对仓鼠过敏的宝宝有所增加。尤其是在比较小的楼房中饲养，更易发生过敏反应。

仓鼠唾液中的过敏原可导致严重的过敏反应，引起荨麻疹和血管性水肿，所以，过敏体质和患有过敏性疾病的宝宝，被仓鼠咬伤后会导致严重的过敏反应。

仓鼠唾液中的过敏原和尘螨的过敏原相似，对尘螨有潜在过敏的宝宝，被仓鼠咬伤后，很可能会出现严重的过敏反应，甚至导致过敏性休克。

兔子皮毛、皮屑和排泄物也会成为过敏原。

❖ 霉菌

霉菌也是比较常见的过敏原，霉菌在温暖潮湿的环境中，无论是户内，还是户外，都能够茁壮成长。霉菌在户外常见于排水不畅的区域，例如烂叶子堆里。在户内，霉菌易滋生于阴暗、通风不良的角落，如浴室、潮湿的地下室、脏衣箱里、厨房洗菜池下方。尽管霉菌一向是季节性的，但许多霉菌会常年生长，尤其是室内。一股发霉的味道就预示着有霉菌生长，如果宝宝恰好对霉菌过敏，那么，霉菌就成为引发宝宝过敏性疾病的过敏原，父母要尽力减少室内霉菌滋生，不让宝宝到有霉菌滋生的区域玩耍。

❖ 花粉

花粉是另一个主要过敏原，容易产生过敏反应的花粉通常是树木、草和杂草。这些植物为了利于空气传播，会向空气中播散既轻又干的微小花粉颗粒。通过空气传播的花粉能飘散几百米，甚至几千米。植物产生花粉数量巨大，一颗豚草每天就能产生一百万个花粉，所以，很难控制花粉传播。

容易引发过敏反应的杂草有：豚草、蒿、苋、藜、蓟和车前草。

容易引发过敏反应的草有：黄花茅、梯牧草、狗牙草、小康草、约翰逊草，以及果林里的草。

容易引发过敏反应的树木有：榆木、胡桃木、桦树、橡树、白蜡树、山核桃树等。

通过微风传播花粉的植物易引发过敏，而通过蝴蝶和蜂蜜传播花粉的植物则很少会引发过敏，除非与这些植物密切接触的园丁。

花粉过敏最突出的特点是地域性和季节性。引起宝宝过敏的花粉类型不同，出现过敏症状的时间就不同。树木授粉是从每年的2月开始，一直持续到5月；草本植物的授粉期是每年的5月~6月份；豚草的授粉期是每年的8月~10月。对上述花粉过敏的宝宝，很可能会在这些时间段内出现过敏症状。婴儿和刚刚学会走路的幼儿很少会患花粉过敏症。

花粉计数是测量空气中有多少花粉，花粉的多少可以帮助父母了解在某一特定时间内，宝宝过敏症状的轻重。通常在早晨、温暖、干燥、微风习习的天气里，花粉计数会比较高，而在阴冷潮湿的天气里，花粉计数会比较低。如果宝宝有花粉过敏症，您居住所在地的气象预报有花粉计数的话，对您计划宝宝外出活动还是很有帮助的。如果没有花粉计数预报，您可参考气温、湿度、风级和风向，选择在花粉计数比较低的时候带宝宝外出活动。

2. 食物中可能的过敏原

❖ 牛奶蛋白

牛奶蛋白过敏是指宝宝对牛奶、牛奶基配方奶、牛奶加工的奶酪、其他奶制品中的蛋白产生的异常免疫系统反应。牛奶蛋白也是许多加工食品的隐含成分。约3%的婴儿对牛奶蛋白质产生过敏，市场上大多数的配方奶都是牛奶基配方奶。

牛奶蛋白过敏可以发生在任何年龄，但更多的发生在0岁~2岁。绝大多数宝宝，随着年龄增长，不再对牛奶蛋白过敏了。

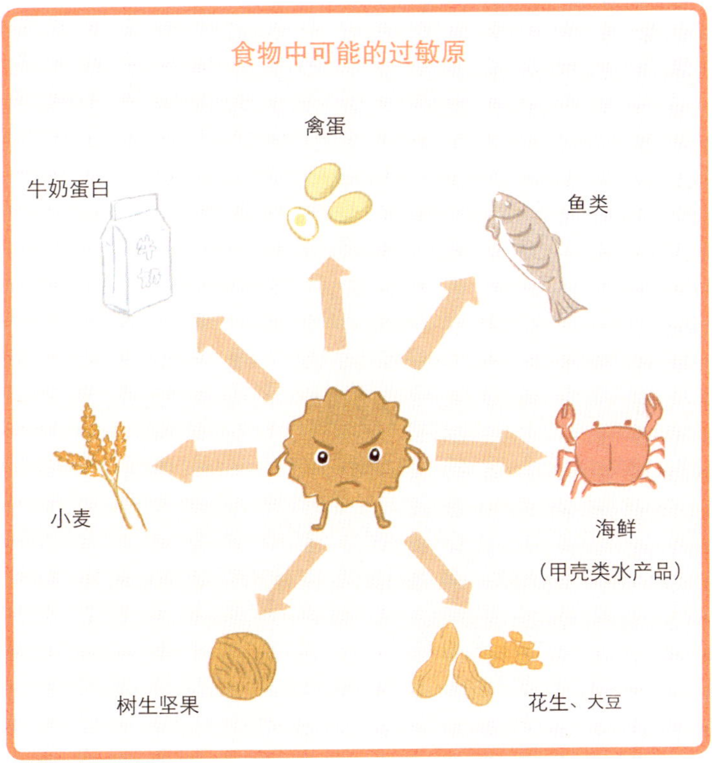

对牛奶蛋白过敏的宝宝，对通过母乳摄入的微量牛奶蛋白很少过敏，即使产生过敏反应，症状也非常轻，当直接喝牛奶时，才会表现出明显的牛奶蛋白过敏症状。

牛奶蛋白过敏和乳糖不耐受综合征是两回事。乳糖不耐受综合征的原因是，肠道缺乏乳糖酶，使乳糖不能完全消化，导致大便次数多、稀薄、有泡沫。婴儿期少见，儿童和成人多见。牛奶蛋白过敏的原因是，对牛奶中的蛋白质，主要是乳酪蛋白和乳清蛋白，引发的过敏反应。

❖ 禽蛋

禽蛋，尤其是鸡蛋，是婴幼儿最常见食物过敏原之一。鸡蛋中的过敏原是卵清蛋白，大量存在于蛋白中，而在蛋黄中含量较少。对鸡蛋严重过敏的宝宝，可能要到学龄前才能减轻或消失。禽蛋过敏的主要表现是湿疹，如果到了学龄期还过敏的话，则多表现为荨麻疹和血管性水肿。

禽蛋过敏对父母造成了很多挑战，因为禽蛋是很多儿童食品的原料，在许多情况下，是成品食物中的隐含成分，很难规避。而且，鸡蛋中的过敏原可以飘浮在空气中，还可以夹杂在厨房的灰尘中。所以，即使宝宝没有吃鸡蛋，也会因为吸入空气中飘浮的厨房灰尘中的鸡蛋过敏原而引发过敏。但值得庆幸的是，极少会有宝宝对禽蛋终生过敏，随着年龄的增长，禽蛋过敏现象会逐渐消失。

过去，医生和父母会担心，对鸡蛋过敏的宝宝接种麻疹疫苗和麻腮风疫苗（麻疹、腮腺炎和风疹三联疫苗）会引发过敏反应。医学研究显示，对鸡蛋过敏的宝宝，接种麻疹疫苗和麻腮风疫苗是安全的，父母无须再担心这个问题了。但是，对鸡蛋严重过敏的宝宝，接种流感疫苗后，可能会引发过敏反应。

❖ 鱼类

婴幼儿和儿童对鱼类过敏的不多，鱼类来自不同的食物科属，所以，对某种鱼过敏，并不意味着对其他科目类的鱼过敏。欧洲对鱼过敏的儿童要高于亚洲儿童，鳕鱼是最常引起欧洲和美国儿童过敏的鱼类，其次是鲑鱼，还有中国的鲳鱼、印度的小公鱼、热带的马鲅鱼和斑点马鲛鱼。

值的提醒的是，鱼类和海鲜之间没有交叉过敏反应，即，对鱼类有过敏反应的宝宝，并不意味着对海鲜也过敏，反之亦然。

❖ 海鲜（甲壳类水产品）

部分儿童会对海鲜过敏，而婴幼儿极少对海鲜过敏。来自新加坡的一份报告称，有10%的儿童对海鲜过敏。可能导致过敏的海鲜种类有：各种虾、螃蟹、牡蛎、扇贝、鱿鱼、章鱼、蛤类、蚌类、蜗牛等。研究显示，对龙虾过敏，对小虾或大虾也同样会过敏；虾中的过敏原与尘螨和蟑螂中的过敏原类似，因此，对尘螨和蟑螂过敏的儿童，对海鲜也同样过敏。但是，对海鲜过敏的宝宝，不意味着对鱼也过敏。

❖ 树生坚果

有的婴儿对树生坚果过敏，但并不常见，例如杏仁、核桃、榛子、腰果。树生坚果之间存在着广泛的交叉过敏反应，即对一种坚果过敏，对其他坚果也有可能会过敏。对树生坚果过敏，多不会随年龄的增大而消失，长大后依然过敏。可喜的是对坚果过敏的儿童并不多见。报道称，美国大约有0.6%的儿童对树生坚果过敏。

❖ 大豆、花生

大豆和花生都属于豆荚类，与豌豆、扁豆是同一科。但是，对花生过敏的，对其他豆荚并不过敏；对大豆过敏的，对花生也不一定过敏。

大豆过敏多发生在3岁以下的婴幼儿期，3岁以后，就很少会发生大豆过敏了。常见的大豆过敏反应是因为在婴儿食品中添加了大豆成分。许多对牛奶过敏的婴儿，对大豆配方奶中的蛋白也过敏。大豆蛋白也是许多加工食品的隐含成分。

花生过敏在年龄大的儿童中常见，对花生过敏的儿童，到了青春期，甚至成人后依然过敏，可成为终生过敏原，但花生过敏在美国常见，在亚洲儿童中并不多见，我国对花生过敏，尤其是产生严重过敏的儿童极为少见。

❖ 小麦

小麦过敏反应主要表现是荨麻疹和湿疹。许多食品中都含小麦蛋白质，有些食品中更加明显。小麦过敏会使人肠胃感觉不舒服。

对小麦过敏的宝宝，要避免所有用小麦制作的食物，而由小麦做出的食物和含有小麦成分的食品可谓琳琅满目，馒头、包子、烙饼、面包、饼干和各种面条。

小麦与大麦、黑麦之间还存在着交叉过敏反应，即如果对小麦过敏，对大麦和黑麦也很可能过敏。这样看来，一旦对小麦过敏，要想通过规避小麦过敏原，来控制过敏反应症状，应该是比较难的一件事。

有一种肠道疾病容易与小麦过敏相混淆，就是乳糜泻。实际上，小麦过敏和乳糜泻是两种完全不同的疾病。

包括中国在内的亚洲人，不像欧洲人那样容易对小麦产生过敏反应，也不像白种人那样对麦麸敏感，出现乳糜泻。

小麦过敏和乳糜泻区别		
	小麦过敏	乳糜泻
病因	对小麦中的球蛋白或谷蛋白过敏	不能耐受小麦中的谷蛋白
受损部位	过敏反应导致靶器官受损	小肠肠壁受损
症状	湿疹、荨麻疹，便秘或其他过敏反应	腹泻，体重减轻，消瘦，营养不良

3. 其他可能的过敏原

❖ 昆虫叮咬

多数儿童被昆虫叮咬后会在叮咬处出现肿、红、痒，那不属于过敏反应。倘若宝宝对昆虫毒素产生过敏反应，被昆虫叮咬后，会快速出现严重的过敏症状，甚至导致休克和喉头水肿窒息，如被黄蜂毒刺蜇伤后。

❖ 药物

药物过敏，尤其是抗生素过敏，是父母和医生都要重视的问题。药物过敏反应的主要表现是皮疹，严重时可表现为多形糜烂性红斑、剥脱性皮炎、致命性过敏反应。严重过敏反应一般在使用过敏药物后的5分钟到2小时内出现。

理论上，所有的药物都有可能发生过敏反应。抗生素是引起过敏反应的最常见药物，比如青霉素和阿莫西林，可称为半抗原，进入机体后，与体内蛋白质结合，转化成过敏原。当再次有这类抗生素进入体内时，就会产生过敏反应。

一些生物制剂是强效的过敏原，比如抗狂犬制剂和蛇毒血清，在

其他可能的过敏原

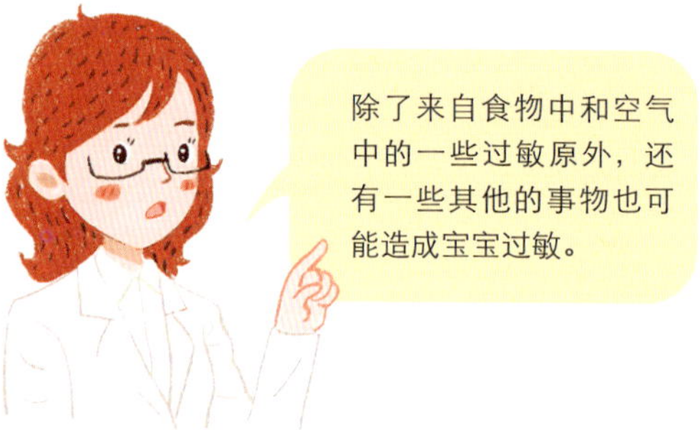
除了来自食物中和空气中的一些过敏原外，还有一些其他的事物也可能造成宝宝过敏。

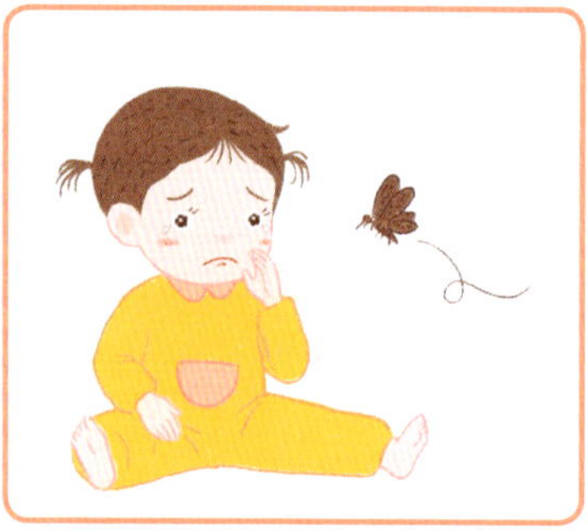

●昆虫叮咬

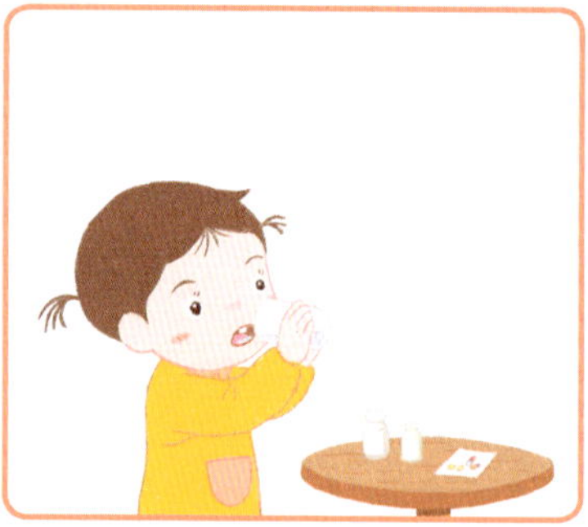

●药物

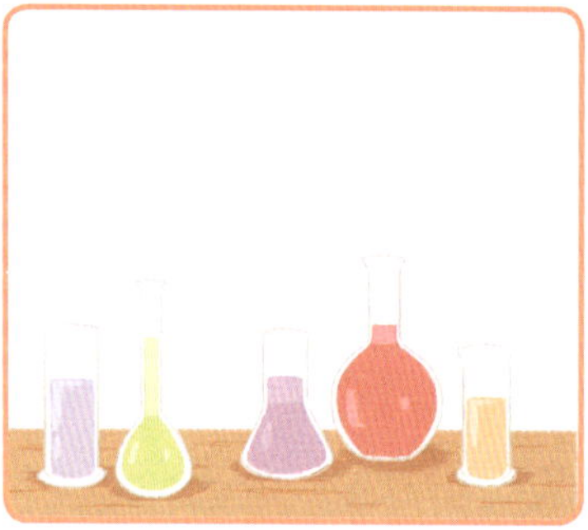

●化学物质

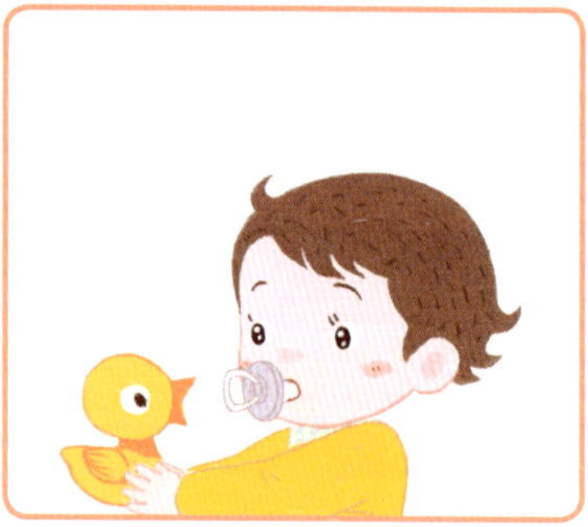

●橡胶

注射前，一定要做过敏试验，一旦阳性，就需要脱敏方法注射。

❖ 化学物质

化妆品、洗涤剂、染料、清洁剂、杀虫剂中的某些成分都有可能引发宝宝过敏反应。

有些宝宝还会发生交叉过敏反应，例如，对桦树花粉过敏的宝宝，吃了一个苹果后，出现了过敏症状，是因为苹果中所含蛋白质与花粉中的蛋白质相似。对于乳胶过敏的宝宝，很容易对猕猴桃、荸荠、鳄梨或香蕉过敏。

❖ 橡胶

橡胶引发过敏的常见症状有：接触部位瘙痒、皮肤红肿、眼睑水肿、鼻炎、咳嗽、哮喘、荨麻疹，严重过敏反应可发生过敏性休克。橡胶过敏主要发生在多次反复接触橡胶制品的儿童，比如，患有某种疾病，需要经常接受医疗检查和治疗的宝宝。

现在，医院很重视橡胶过敏，包括医务人员橡胶过敏，尽量选择不含橡胶成分的医疗器具，如手术用的手套、牙科器械。但是，非橡胶制品还不能代替所有橡胶制品。如果您的宝宝对橡胶过敏，不要忘记告诉就诊医生。

有些生活用品也含有橡胶成分，如气球、玩具、橡皮筋、奶嘴和婴儿安抚奶嘴等，如果宝宝使用这些用品发生过敏反应症状，要想到这些用品中含有橡胶成分的可能。

第三节　如何让宝宝远离过敏原

1. 帮助宝宝远离尘螨

尘螨是滋生在织物或地毯里的微生物，在家中每个房间里都是常见的。宝宝接触尘螨最多的地方就是卧室，床垫和枕头是尘螨真正的栖息地。下面这些做法看上去会给父母带来很大的工作量，但比起让宝宝承受过敏的痛苦，这些辛劳还是很值的。Virent观察发现，采取如下措施，有60%~70%的比率改善宝宝的过敏状况，并降低治疗过敏所需的用药量。

当然了，如果您的宝宝没有过敏体质，也从未发生过任何过敏症，您的家庭中也没有过敏病史，您就不需要如此大费周章地清除尘螨，一切都按常规行事就可以了。

以下是使宝宝降低与常见过敏原接触风险性的好方法。

❖ 用非常致密的棉布缝制套袋

将宝宝的床垫、枕头、被子用非常致密的棉布缝制的套袋套上，透气性好，可以每周用热水洗涤，不但可以及时去除皮屑和尘螨，还可阻挡尘螨和皮屑钻进床垫、枕芯和被芯里。不选择透气性差的织布，也不建议选用羊毛、蚕丝织物，更不要选用长绒织物。

❖ 每周用60℃以上热水洗涤床单、被罩和枕套

用60℃以上的热水浸泡，可杀灭尘螨。如果用手搓洗，先放热

水，待水温降到40℃以下再洗。用洗衣机洗涤时，把热水器水温调节阀调到60℃以上，洗完后，一定要把水温调到适宜洗澡的温度，以免家人在不知情的情况下打开热水，造成烫伤。

❖ 谨慎使用二手床垫和枕芯

有的地区有使用其他宝宝衣物和用品的习俗，认为这样会让新生宝宝更健康。如果您的宝宝是过敏体质，尤其是已经出现了过敏症状，给宝宝使用二手床垫和枕芯时，一定要彻底清洗并充分日晒，确保床垫和枕芯无螨虫或霉菌。使用时套上致密棉布缝制的套袋。

❖ 晒晒床垫和枕芯

日光有很好的杀菌消毒作用，无化学污染，环保有效，去潮除湿。在太阳充足的天气，把宝宝使用的床垫、被褥和枕芯拿到阳台上晒晒，对消除霉菌和螨虫会有很大帮助。

❖ 不在宝宝房间堆放毛茸玩具

毛茸茸的玩具是尘螨的聚集地，夹杂着皮屑尘螨和各种微生物的灰尘飘落在毛绒玩具上，当宝宝和玩具玩游戏时，玩具上的灰尘被抖落下来，飘浮空中，被宝宝吸入呼吸道。如果宝宝恰好对灰尘中的某些成分过敏，很可能引发宝宝过敏反应。

宝宝玩的毛茸玩具应每周用热水洗涤一次，或在冰柜中放置一晚上。不要让宝宝在自己的卧室玩耍，也不要放在宝宝卧室中。玩完后，让宝宝把玩具放到玩具箱或玩具架上，这样不仅卫生，还培养宝宝遵守秩序的好习惯，一举两得。

❖ 每周或隔周清扫房间一次

清扫房间的主要目的是，清除飘落在地板、家具、窗帘等处的尘螨、皮屑、毛絮和霉菌。清洁过程中会有尘螨被搅动起来，所以做清洁工作时宝宝不能在场。可先用带有致密防尘袋和多种吸头的吸尘器吸尘，包括床、被褥、枕头、沙发、窗帘和家具，然后再用半湿的抹布和拖布擦去沾在地板或桌面上的污尘。不要用扫帚扫地，更不能用鸡毛掸子弹灰尘，这会使尘螨飞扬起来，属于灰尘搬家，只是换个地方住下来。

❖ 使用带密闭吸尘袋的吸尘器

室内过于干燥，含有过敏原的尘埃易在室内飘浮，被宝宝吸入到呼吸道引发呼吸道过敏反应。引起宝宝打喷嚏、流鼻涕、咳嗽等过敏反应症状。

那么这种情况下，购买一台带有密闭吸尘装置的吸尘器是不错的选择，总价贵了些，但为了保护孩子免受尘螨袭扰，这笔投入还是值得的。如果使用自带水和滤网的吸尘器，要经常更换以免滋生真菌。如果购买带有一次性封闭的储尘袋的吸尘器，吸尘器与地面接触部位可安放湿布的更好，或吸地前，可先用湿拖布、湿抹布擦地和家具，再用吸尘器把洒落在地毯、地板上的棉絮等吸干净。

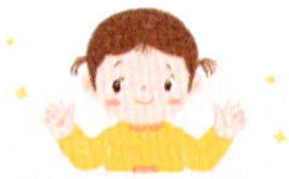

郑大夫小课堂

在房间放置一个温湿度测量表，可控制温湿度在适宜范围内，帮助我们减少灰尘的飞扬。北方冬春秋三季，气候比较干燥，湿度小，可通过加湿器等方法提高室内湿度，建议控制在50%左右。

❖ 不要使用地毯

螨虫以皮肤脱落的皮屑为食，地毯容易藏污纳垢，脱落的皮屑落到地毯上，不易清洁，成了尘螨的栖息地。如果宝宝对尘螨严重过敏，在宝宝卧室不要使用地毯，应该考虑以光滑而硬的木地板替代地毯。光滑的木地板很容易清洁，没了可供尘螨生存的食物——皮屑，也没了惬意的栖息地，降低了宝宝卧室的尘螨密度，宝宝的过敏症状也就减轻了。

❖ 避免使用天然材料做床上用品

羽毛、羊绒、羊毛、蚕丝都是人们喜欢的天然材料，但如果您的宝宝是过敏体质，或已经患有过敏性疾病，就不宜使用这些天然材料做床垫、被子和枕头了。因为，这些天然材料中含有部分蛋白质，有可能成为宝宝的过敏原，这些织物也容易滋生尘螨和其他微生物，导致宝宝过敏症状频发或加重，故建议您把这些天然材料替换成非天然材料试试看：宝宝的过敏症状是否有所减轻，过敏程度是否降低，发生过敏的频次是否下降了。如果有所改善，哪怕一点，也是有意义的。

❖ 卧室不要悬挂厚重窗帘

如果您的宝宝有过敏性疾病，家里不要悬挂厚重的绒布窗帘，尤其是宝宝的卧室更不要悬挂此类窗帘。因为，这样的窗帘容易积存含有螨虫分泌物和霉菌的灰尘，拉窗帘时，这些灰尘会飘浮起来，被宝宝吸入到呼吸道；会落在宝宝床上，宝宝上床睡觉时，这些灰尘被搅动起来，刺激宝宝呼吸道和皮肤；宝宝喜欢在窗帘后玩捉迷藏，窗帘上的尘螨被宝宝吸入呼吸道，引发过敏。可选择表面光滑的遮阳布制作的窗帘或百叶窗。

❖ 定期更换空调过滤网

室内空调和汽车空调是积尘和霉菌滋生的场所，停用空调后要把旧的滤网取下来清洗，如果是一次性的滤网，要及时去除弃掉。再次启用前，要安装洁净或新的滤网，然后，打开窗户，开到最大挡，运行3~5分钟后，转换到需要的挡次，空调内的积尘就被吹出去了。使用过程中，每月清洁或更换一次过滤网。每年秋季要对加热管道进行一次清洗。

❖ 购买小包装食用面粉

螨虫也可寄生在面粉中，当有过敏倾向的宝宝吃了被螨虫污染的面粉，以及用被污染的面粉制作的食物时，很有可能会发生过敏反应。如果您的宝宝对螨虫过敏，建议购买小包装面粉，以免放置时间过久的面粉被螨虫污染。放置面粉的装置必须是密封的，以免被螨虫污染。

2. 有时需要规避宠物过敏原

理论上，规避宠物过敏原最直接有效的方法就是不养宠物，或者将心爱的宠物送走，或者改换养鱼和海龟等。然而，事实上，这样的方法并不那么行之有效。全家人和宠物的感情甚是深厚，宠物已经成为家庭中的一员，突然离开，无论是家人，还是宠物都会难以割舍，很难做出这样的决定。而且，在社区中养宠物家庭很多，外出散步，到公园游玩，到处可见招人喜爱的萌狗，接触宠物是不可避免的。如果您家里养有宠物狗或猫咪，该怎么办呢?

❖ 如果宝宝有对宠物过敏的潜在风险，可采取以下措施：

勤为宠物洗澡，使用宠物专用洗澡液，能够减少皮屑的释放；

减少宠物进入宝宝房间的机会，也尽可能减少宝宝与宠物密切接触的时间；

不让孩子做清理宠物窝的劳动。

❖ 宝宝已出现过敏症状或罹患过敏性疾病，但您和家人离不开感情深厚的宠物，又该如何做呢？

• 把宠物隔离在卧室之外，一直关着卧室门；

• 每天认真清扫卧室，保持家里所有家具表面干净，地板和墙壁光滑；

• 如果家里需要铺地毯，选择短毛、小块、容易用热水冲洗的地毯，经常用热水烫洗；

• 购买有密封袋的吸尘器，打扫卫生时，让宝宝暂时离开；

• 购买能吸床垫、沙发和枕头的吸尘器，定期吸尘；

• 每周用60℃热水清洗床单、被单和枕套；

• 经常带宠物到户外玩，尤其是有光照的时候；

• 在户外帮助宠物梳理毛发，以减少室内皮屑；

• 给宠物勤洗澡，勤打扫宠物窝或小屋；

• 打扫宠物窝、为宠物梳理毛发、洗澡后，要脱去外衣并给自己冲个温水澡，去掉黏附在衣服和皮肤表面上的宠物皮屑；

• 用厚的过滤材料（粗棉布也可以）遮住卧室的通风口，以免吹起落在表面上的过敏原；

• 如果家中使用的是中央空调，可安装空气过滤器，每天打开4小时以上，但是，空气过滤器不能清除黏附在物体表面上的过敏原，所以，使用空气过滤器不能代替清扫地板、家具、窗帘和寝具表面。

3. 注意花粉过敏的季节性

花粉过敏有很强的季节性，如果宝宝有这种季节性花粉过敏症，那么，到了过敏季节，尝试以下方法，让宝宝远离花粉：

• 风天，关闭房间窗户，避免花粉飞入室内；

• 驾车外出，关闭车窗，以防花粉飞入车内；

• 不带宝宝到鲜花盛开的花园、植物园或树林中玩耍，可在广场上玩耍；

• 适当减少宝宝户外活动时间（定个时间，到点回家）；

• 宝宝从户外玩耍回家后，在屋门口将鞋和外衣脱下，进屋后，给宝宝冲个温水澡，换上家居服；

• 在花粉播散期，不在户外晾晒宝宝的衣服床单被褥，在衣物干燥箱内干燥他的衣物和床上用品；

• 天气预报会播报花粉计数或浓度，留意天气预报，花粉浓度很高时减少外出；

• 如果您的家里种植有草坪花树等植物，除草或修剪花树时，最好不要让宝宝在身边，如果必须带着宝宝做，请给宝宝戴防护口罩；

• 如果宝宝没到花粉季节就出现过敏症状，最好能在过敏症来临前开始用药，花粉季节过后，花粉计数下降后大约2周停药；

• 如果确定了对哪种花粉过敏，询问过敏专家，是否有更有效的方法来预防宝宝过敏症。

这些方法可能没有什么效果，宝宝仍然是喷嚏一个接着一个，鼻涕像未关闭的水龙头一样地流淌。但是，采取一些措施，总比什么都不做要好，减少宝宝接触花粉的机会，至少会降低过敏程度。

4. 易被忽视的过敏原——霉菌

霉菌也是引发呼吸道过敏症的常见过敏原，如果医生确定您的宝宝对霉菌过敏，您需要做到以下几点：

室内湿度太大，易滋生霉菌，南方一年四季湿度都不小，尤其是梅雨季节，湿度几乎饱和，建议使用除湿机，把室内湿度控制在50%~70%；

卫生间、地下室和不通风的地方是霉菌滋生重灾区，通风、干燥是抑制霉菌生长的绿色环保方法，尽量保持局部清洁、通风，也可用能抑制霉菌生长的清洗剂清洁这些区域；

橱柜、阁楼、冰箱、淋浴隔间、垃圾桶、地毯、水盆和花盆下，凡是温暖潮湿不通风的地方都容易滋生霉菌，要经常清洁这些区域；

空调、加湿器、空气净化器、车载空调也是霉菌滋生处。每天都要清洗加湿器储水槽，定期更换净化器滤网；

关闭空调前，先启动空调除湿或干燥功能，10分钟后再关闭空调；

乘坐私家车时，先把空调打到高挡，并打开车窗，几分钟后调到低挡，关好车窗，再让宝宝进入车中。

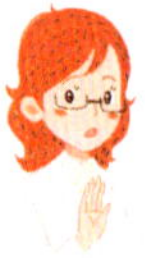

案例回放

一位朋友的外孙女，两三岁时开始经常流涕、喷嚏和咳嗽，尤其在家活动时咳嗽更剧烈。妈妈一直认为女儿是感冒不好，免疫力低下，服用很多增强免疫力的药物，症状却越发严重，还发生了热惊厥。在医院静脉输抗生素5天，咳嗽始终不好，被诊断喘息性支气管炎伴肺感染。朋友请我去了她女儿家，我看到的景象是，家里玩具、衣服和各种物件铺天盖地，沙发上蒙着紫红色长绒布单，宝宝在沙发上跳来跳去，布单被蹂躏的皱皱巴巴。检查了宝宝的鼻腔、咽部，听诊肺部，了解了病史和家族史，高度怀疑宝宝是过敏症，建议去医院查过敏原，检查结果是对尘螨高度敏感，对霉菌中度敏感。父母把家里做了翻天覆地的大清扫，给宝宝开始抗过敏治疗，每天生理盐水清洗鼻腔，过敏症状逐渐缓解。现在孩子已经读小学4年级了，除了冬季感冒一两次，没有其他过敏症状。

5. 积极应对空气污染

城市工业化带来了空气污染，室外空气污染，室内空气也难保，父母要积极应对空气污染，为宝宝准备一台高质量、功能可靠的空气净化器。

打开燃气前，先把抽油烟机打开，关闭燃气后，再把抽油烟机关掉，只要打开燃气，即使烧开水、蒸饭等无油烟产生，也要把抽油烟机打开。

空气污染时，尽量不带宝宝外出，必须外出时，建议给宝宝戴上防污染口罩。目前还没有适合婴幼儿佩戴的防污染口罩，所以空气污染时，最好不带宝宝到户外活动。

6. 与学校老师携起手来

如果您的孩子对某一过敏原过敏，罹患过敏性疾病，您和家人一定会努力让孩子规避过敏原，会严格按照医生的医嘱，给宝宝服用药物，尽力控制过敏反应的发生。

然而，在幼儿园和学校控制过敏原比在家要可要难多了。宝宝去幼儿园或学校没多长时间，意想不到的事情可能就发生了，已经缓解的过敏症状卷土重来。为什么？显然，在幼儿园和学校的教室、寝室、餐厅里，有许多过敏原，比如霉菌、尘螨等，都会使孩子的过敏症状加重。美国过敏专家Bryan Martin指出，“在班级里，哮喘病的失控，导致每年大约有1400万旷课日”。当然，孩子也不能不上学。那么，父母该何去何从呢？

• 让老师了解您家孩子对什么过敏、如何判断过敏，建议将您孩子的过敏情况，通知学校的老师和校医室的医生护士，并以书面的形式，在老师和校医室备案，以便老师和校医详细了解您孩子的过敏状况。

• 如果您的孩子有哮喘或严重的过敏反应病史，要在幼儿园和学校备上急救药，包括止喘气雾剂和肾上腺素注射液，并让老师和校医能够随手取到药物，并会快速使用。如果您的孩子6岁以上，要让他学会自己用药。

• 如果您的孩子需要在幼儿园和学校用药，请与老师交代好。

•有食物过敏史的孩子，在幼儿园和学校用餐时，有发生食物过敏的风险，请与老师沟通，让老师和他的同学了解如何辨认危及生命的食物过敏情况，让孩子随时可以得到救助。

•与学校沟通如何避免过敏原，尽量规避灰尘刺激物，比如，在花粉飘落旺季关闭窗子，取消教室内地毯，关紧漏水的水龙头和管道，安装高效空气过滤器。

•参加卫生扫除时可戴上防尘口罩，如果老师用粉笔写板书，向老师提出申请，让您的孩子坐在离黑板较远的座位上，以避免吸入粉笔末。当然，现在学校大多是电化教学，即使写板书，也多用墨水笔或碳素笔。

•如果您的孩子有哮喘，并非要取消体育课和多有的运动项目，您要向医生咨询，您的孩子目前能参加哪些运动项目，医生会根据孩子病情，给出合理建议，切不可让孩子完全放弃体育课和校内活动，这会影响孩子的身心健康。

7. 规避已经确定的过敏食物

对已经确定的过敏食物，要完全避免，包括含有过敏食物成分的食品。当您给宝宝购买食品时，需仔细阅读食品包装上的标签，看是否含有对儿童过敏的成分。有些国家明文规定，在食品标签上必须明确标识所生产的食品内，是否含有最易引发过敏的8种食物成分：牛奶、禽蛋、鱼、贝壳类水产、花生、树生坚果、大豆和小麦。尽管有如此要求，由于食品生产商变换成分、改变生产工艺、变更生产地址，都有可能使安全食品变成不安全食品。就目前情况而言，国内在食物过敏的防范方面做得还不那么理想，期待国内食品生产商能严格按照国家食品制作标准规范生产，提供安全放心的儿童食品。

8. 规避其他可能的过敏原

如果您的宝宝有橡胶过敏史，在购买用品时，要仔细查看产品成分组成。带宝宝看病时，要把橡胶过敏史告诉医生，以便医生避免使用含有橡胶成分的医疗器械。

如果宝宝有过敏病史，或对某种药物过敏，请告诉医生，以便医生在治疗中规避可能的过敏药物，判断过敏症状是否药物引起。

第四节　预防宝宝过敏，妈妈宝宝共同发力

过敏性疾病与家族过敏史有关，父母一方患有过敏疾病，孩子罹患过敏性疾病的风险性增大。比如，父母一方或双方对宠物皮毛或皮屑过敏，他们的孩子对宠物皮毛或皮屑发生过敏的概率相对增高。同样，父母对尘螨、霉菌、花粉或某些食物过敏，其子女发生过敏的概率，也会比没有过敏家族史的高。

所以，我们父母可以采取一些措施，延缓或防止宝宝罹患过敏性疾病。有哪些预防措施呢？上一节我们讲到了远离过敏原，这点最重要。

如果能有效规避过敏原，就能最大限度地延缓或防止宝宝罹患过敏性疾病。父母可以早些入手，向过敏专业医生咨询，针对您孩子的情况，您如何做会更大限度地避免孩子过敏。

对过敏性疾病的预防，目前有相互冲突的说法，有的专家主张，推迟接触可能的过敏原，可预防过敏症的发生；有的专家认为，更早更快地接触可能的过敏原，可降低过敏性疾病的患病率。这两种观点都有各自的理论基础，也都有循证医学数据。

目前对过敏性疾病的基础研究和临床研究，及预防、诊断和治疗方面，还有相当的一段路程要走。诊断方面尚缺乏可靠、简单又无风险的金标准，治疗上尚无彻底治愈又相对安全的药物和方法，更多的

是缓解症状或降低免疫系统对过敏原的超敏反应。

规避过敏原是目前最有效的治疗手段，但寻找到确切的过敏原，目前还没有精准的实验室手段，尤其是食物过敏原的筛查，假阴性和假阳性结果，给医生带来诊断上的诸多不确定性，给父母带来很大的困惑。

有医学专家曾说：“将来会有一天，我们能够根据基因组图，预测宝宝会对哪种物质过敏，以及我们如何应对 。”离这一天的到来应该不会太远了。

说了这么多，就是想告诉父母，如果您的孩子没有任何过敏症状，也没有任何过敏性疾病的蛛丝马迹，您就大可不必“谈敏色变”，饮食上过多地限制，这也不敢给孩子吃，那也不敢给孩子喝；这也不让孩子碰，那也不让孩子摸，过度洁净，过多讲究，过分限制。结果，孩子营养摄入不均衡，甚至影响到孩子正常的生长发育；孩子精神紧张，认为自己与其他孩子不同，造成不同程度的心理阴影，做什么都谨小慎微，阻碍孩子好奇心、探索精神和求知欲，在孩子的成长道路上无谓设障。

如果有过敏家族史，或宝宝已有过敏倾向，那么就需要妈妈和宝宝一起发力，来共同预防宝宝过敏。

1. 预防食入过敏

❖ 有过敏家族史，孕期需要限食易过敏食物吗?

父母或兄弟姐妹中有过敏史的，宝宝在婴儿期发生食物过敏的危险性增加，当宝宝已经有过敏表现了，如湿疹，那么，宝宝发生食物过敏的概率也会有所增加。

常见食物过敏原包括牛奶、禽蛋、大豆、小麦、海鲜、鱼、花生和树生坚果。那么，有过敏家族史的，母亲在孕期需要限制这些易过敏食物的摄入吗？

目前，大多数医学资料证明，母亲在孕期避免摄入这些易过敏食物，并不会收到预期的预防效果。所以，如果孩子没有明确的过敏症状，不建议限制孕期妈妈摄入所谓的过敏原食物，用来预防宝宝可能发生的食物过敏。

❖ 患有湿疹的婴儿会是母乳过敏吗?

在临床工作中，曾遇到只因孩子患有湿疹，没有做任何评估和检测，就断然停止母乳喂养，选择了氨基酸配方奶粉或深度水解配方粉喂养，结果是湿疹依旧的情况。

实际上母乳是婴儿获得营养的最佳渠道，母亲分娩后1小时即可给宝宝哺乳，没有引起宝宝过敏反应的可能性。

母乳能够满足0~6个月婴儿生长发育所需的全部营养，除母乳外，不需添加任何食物，包括水。

母乳中含有大量抗病抗体，可增强婴儿免疫力，保护婴儿在生命最初一年免受细菌病毒感染，降低罹患呼吸道感染概率，而反复呼吸道感染与哮喘可以互为因果关系。

0~6个月全程母乳喂养，不添加婴儿配方奶粉（除非有医学指征），会大大降低未来发生食物过敏的可能，也可降低婴儿早期湿疹发生率。

❖ 不能完全实施母乳喂养怎么办?

婴儿肠道发育尚未成熟，大分子的牛奶蛋白可以透过肠黏膜，刺激免疫系统产生抗体，当再次摄入牛奶蛋白时，发生过敏反应。从长远角度考虑，母乳喂养对预防过敏是很有益的。

不能完全实施母乳喂养，婴儿又极有可能发生食物过敏，该如何喂养?

如果有医学指征，妈妈不能实施母乳喂养，如哺乳期母亲患有某种不宜母乳喂养的疾病，或者婴儿不宜母乳喂养，如患有苯丙酮尿症，再或者由于不可抗原因，母乳不能满足婴儿所需，不得已要采取母乳加配方奶粉的混合喂养方式。那么建议选用氨基酸配方奶粉或深度水解配方奶粉喂养。

❖ 哺乳期妈妈需要限制易过敏食物吗?

如果哺乳妈妈在母乳喂养过程中，发现摄入某种食物后，会引起宝宝过敏现象，或原有的过敏现象加重，如婴儿湿疹，建议暂时停止摄入这种食物，观察宝宝过敏情况是否有所减轻或完全消失。当再次摄入这类食物后，宝宝过敏情况再次出现或加重，则提示妈妈摄入的这种食物通过乳汁进入婴儿肠胃引发过敏反应，可停止摄入这种食物，添加这类辅食时也要谨慎行事。

❖ 如何给有过敏倾向的婴儿添加辅食?

在添加辅食前，宝宝曾出现过敏症状，如湿疹，荨麻疹或过敏性鼻炎；父母或兄弟姐妹中，有食物过敏史或发生过严重的过敏反应。在添加辅食过程中，需要谨慎添加，也可事先向过敏专业医生咨询相关问题。

每一次只添加一种食物，而且是没有任何添加的单一食物，如米糊、苹果泥、胡萝卜泥等。这样，当宝宝出现过敏现象时，能很明确地知道，在宝宝发生过敏前，您添加的是什么食物。

每3~5天引入一种新的食物，这样慢慢引入，可以有足够的时间辨别或排除导致过敏反应的食物。

每添加一种新的食物，都要观察3~5天。原有的湿疹或其他过敏症状有无加重？有无新出现的过敏症状，如皮疹、眼睑和口周水肿、口腔黏膜和舌体异常红肿？有无恶心、呕吐、便秘或腹泻？大便中有无血丝或血点？

一旦发现过敏现象或原有过敏情况加重，要及时停止添加引起过敏的食物。再根据宝宝当前月龄生长发育所需要的营养，找到可替换的食物。如果您没有把握，可向过敏专业医生或营养师咨询。

❖ 有必要推迟易过敏食物的摄入时间吗？

有研究证明，推迟引入禽蛋、小麦、鱼、海鲜、树生坚果、大豆、牛奶、花生等易过敏食物，并不能降低过敏风险。当宝宝能够耐受大部分不同种类食物后，可尝试引入这8种易过敏食物。一旦发现宝宝对这些食物过敏，就立即停止摄入，而且多需要停食6个月左右，不要一次次地尝试，以免促发宝宝更严重的过敏反应。

更多内容请看“第二章 食物过敏”。

2. 预防吸入过敏

❖ 降低吸入过敏原密度可预防过敏吗？

某些悬浮在空气中的物质，可能会导致过敏或哮喘症状。在婴幼儿期降低与这些物质接触的机会，会延迟或预防过敏或哮喘症状的发生吗？医学研究证明，尘螨是悬浮在空气中导致人体过敏的主要致敏原，如果宝宝非常容易出现过敏症状，应采取措施，控制尘螨。

使用带有拉链的致密的床罩、被罩、枕套和沙发罩，将枕头、床垫、被褥和布艺沙发套上，可阻止某些过敏原透过；每周用60℃热水洗涤床品，可有效降低尘螨密度，缓解宝宝的过敏症状；室内湿度控制在50%~70%，可避免灰尘飞扬、尘螨和霉菌滋生；把地毯、挂毯、厚重的窗帘、毛绒玩具、布艺沙发、羊毛和羊绒织物搬出儿童房，可大大降低尘螨密度。

更多内容请参阅前面“如何让宝宝远离过敏原”。

❖ 尽早接触动物可降低过敏风险吗？

尽早接触动物与出现过敏之间的关系存在争议，因为其中的因素很多。以往资料认为，婴儿过早接触动物会增加过敏概率。近来的研究又认为，尽早接触动物，会降低儿童过敏概率。如果您的宝宝有发生过敏的风险，适当规避宠物皮屑还是有意义的。

❖ 烟雾可增加宝宝过敏概率吗？

毋庸置疑，烟雾会增加宝宝呼吸道过敏概率。出生前后不要让宝宝接触到烟草的烟雾，这一点非常重要。孕期抽烟或接受二手烟，会增加宝宝在幼儿期患喘鸣的概率，让宝宝暴露于二手烟烟雾中，会增加患哮喘以及其他慢性呼吸道疾病的概率。可见，让宝宝远离烟草是非常必要的。为了孩子的健康，父母不但要自己戒烟，还要规避宝宝吸二手烟。

3. 发现宝宝过敏迹象及时就诊

如果您发现宝宝有过敏迹象，或认为宝宝皮疹或咳嗽等症状与过敏有关，不要犹豫，请及早寻求正确的医疗帮助，带宝宝看免疫科或变态反应科的医生，或专业看某一过敏性疾病的医生，如支气管哮喘、过敏性鼻炎或湿疹等。通过对宝宝病史和家族史的采集、宝宝身体检查和实验室检测，给出准确的诊断，制定一整套防治方案，控制宝宝过敏情况，阻止过敏进程。

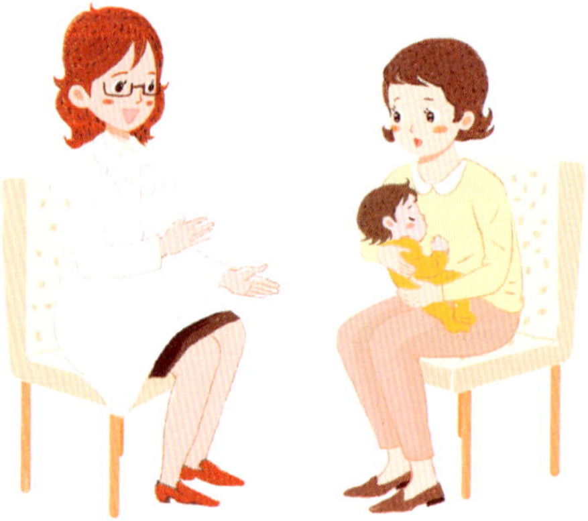

第五节 如何及早发现宝宝过敏

1. 宝宝是感冒，还是过敏？

流涕、流泪、咳嗽、鼻塞、打喷嚏等过敏症状很像感冒症状，多数父母会误认为宝宝反复感冒或持续存在感冒。其实，感冒通常一周或10天就会过去，而过敏不会。出现下面几点的，父母要想到，宝宝很有可能是过敏，而非反复感冒。

可能是过敏的9个特征（见下页图示）。

如果具备上述9个特征中的一个或几个，很可能是宝宝对周围的某些物质过敏，请带宝宝就诊。

2. 如何确定是否患了过敏性疾病？

及早明确诊断过敏，会提高宝宝的生活质量.诊断过敏性疾病，医生主要是根据父母提供的病史，结合身体检查做出推断，通过过敏原测试证实。

有过敏体质的宝宝容易患过敏性疾病，但目前还不明白，同样是过敏症，为什么有的会表现为湿疹，有的则表现为鼻炎，有的却表现为哮喘。研究者认为，这可能与患病器官的局部敏感性有关，比如，过敏性鼻炎的宝宝，其鼻黏膜对过敏原很敏感。

对于儿童来说，过敏多是一个动态过程，比如，婴儿期因对牛奶

可能是过敏的9个特征

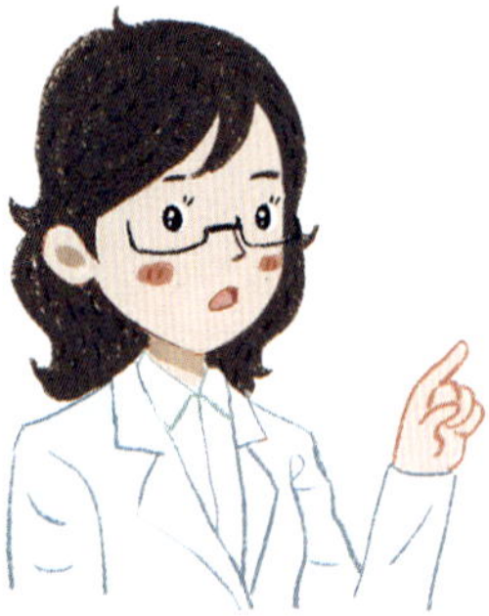

如果具备以下9个特征中的一个或几个，很可能是宝宝对周围的某些物质过敏，请带宝宝就诊。

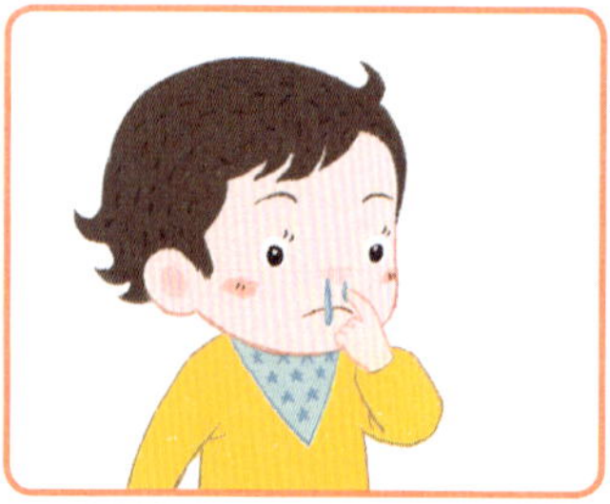

●宝宝一直鼻塞或流鼻涕（流出的鼻涕稀而清亮）。

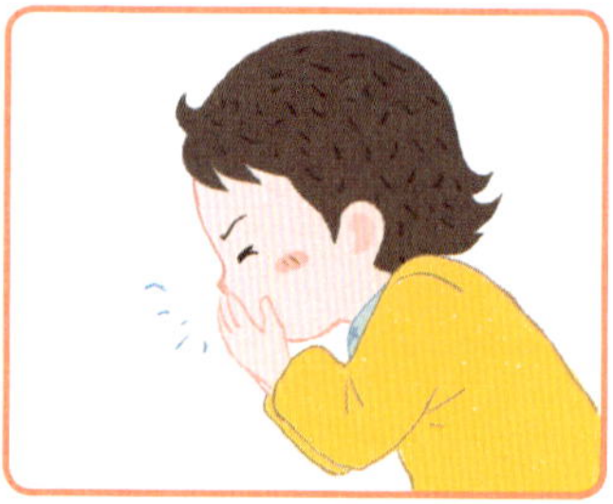

●宝宝经常打喷嚏。

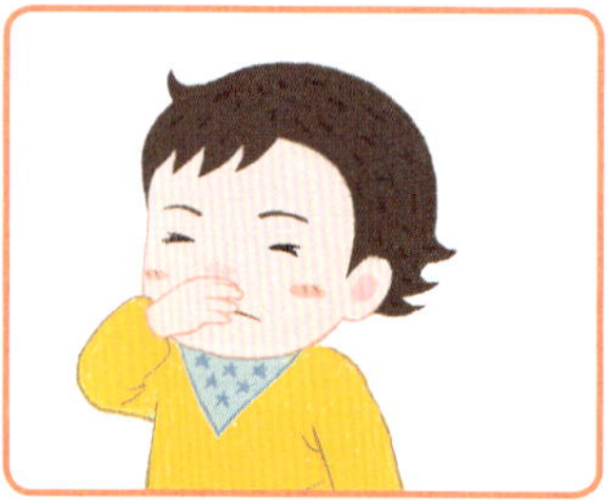

●宝宝一直在做揉鼻子、擦鼻涕或者往上推鼻子的动作，这些动作是过敏性鼻炎的习惯动作，被戏称“过敏性敬礼”。

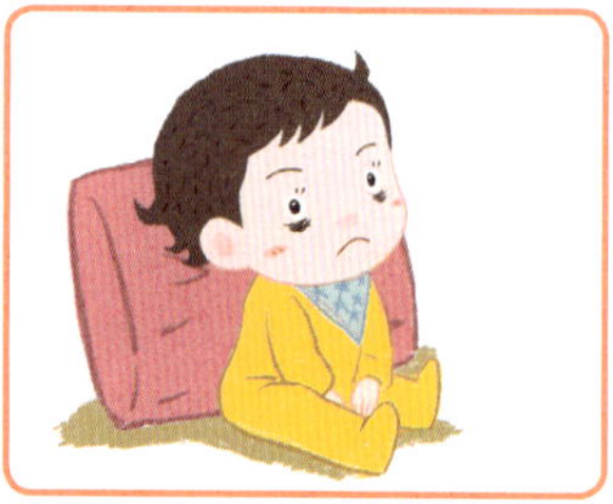

●眼睛下方的皮肤（下眼睑）看上去发黑、发紫、发蓝，被称为变应性黑眼眶。

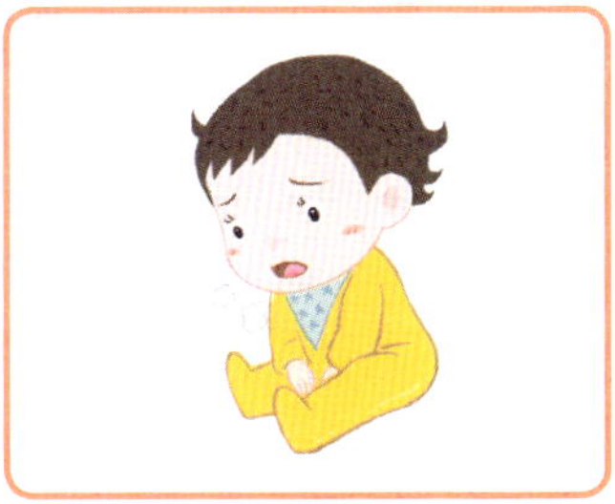

●宝宝常张嘴呼吸。

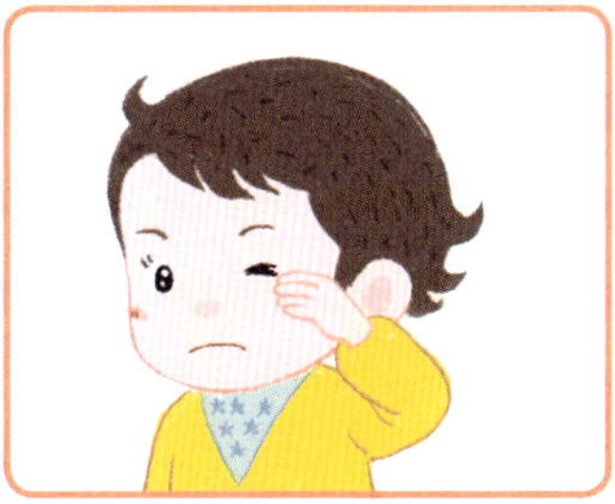

●因眼痒，宝宝经常用手揉擦眼睛，眼结膜发红，流泪。

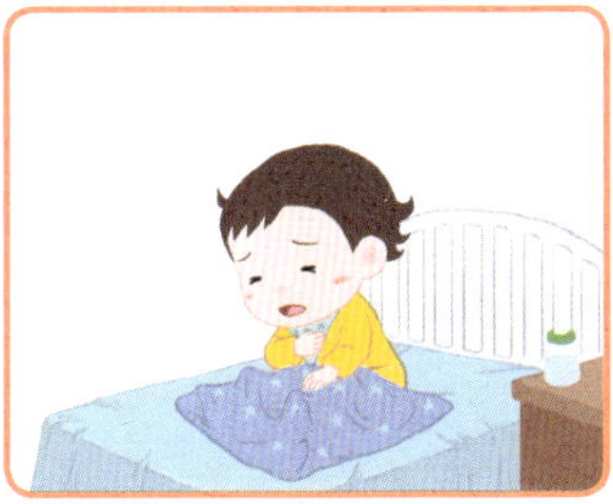

●宝宝有持续性咳嗽，尤其是睡觉或晨起时。

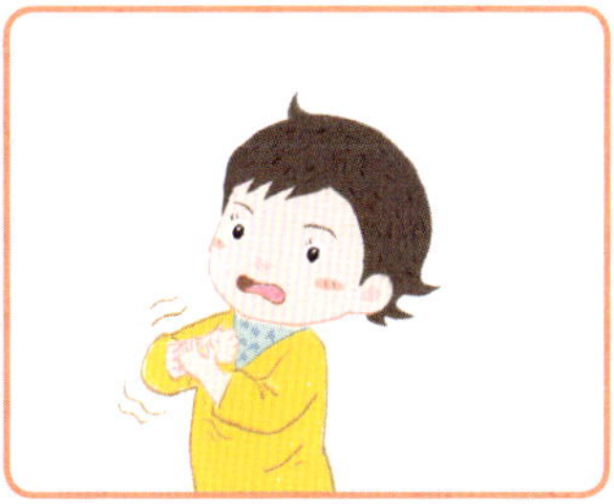

●宝宝皮肤有刺激后发红，或常因瘙痒而抓挠，甚至抓出红疹和血印。

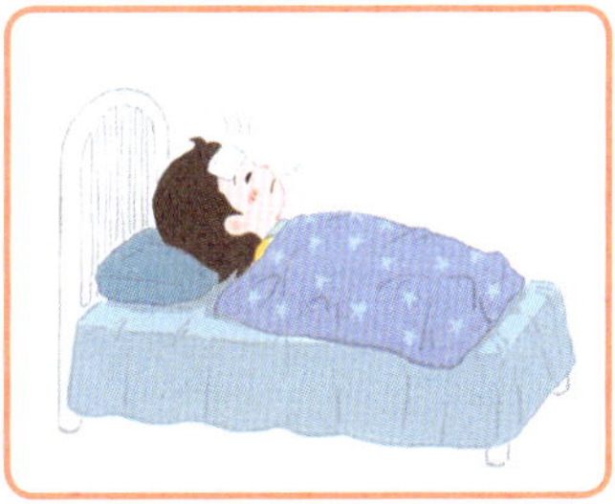

●反复感冒，长期不消失的感冒症状。

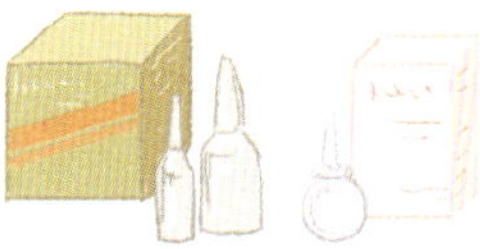

蛋白过敏，患了湿疹，到了幼儿期，对牛奶蛋白可能就不过敏了，湿疹也消退了。有的则会发展成另一种过敏症，如过敏性鼻炎或支气管哮喘。所以，对过敏症的诊断和治疗，也不是一成不变的，而是要根据过敏发展的进程，追踪病史、表现和转归，以及对治疗的反应，及时调整治疗方案。

诊断宝宝是否过敏，以及患有什么过敏性疾病，需要以下三个步骤：

❖ 第一步：考查过敏史和家族史

仔细询问家庭过敏史和宝宝曾经的过敏史，如婴儿期湿疹史、对牛奶蛋白过敏史等。

没有家族过敏史的，也有15%~20%的概率出现过敏反应或罹患过敏性疾病。

辅食添加期，添加鸡蛋出现呕吐和湿疹，或原来很轻的湿疹加重了，停食鸡蛋后，呕吐消失，湿疹慢慢减轻，提示宝宝对鸡蛋过敏。

服用某一抗生素后，皮肤出了大片荨麻疹或丘疹样荨麻疹，停服后，皮疹消退，宝宝很可能是抗生素过敏。

进食海鲜后全身起了荨麻疹，眼睛和口唇也肿了起来，很显然，宝宝对海鲜产生了过敏反应。

经常打喷嚏、流涕、咳嗽、黑眼圈、揉鼻子，反复感冒，很可能有过敏性鼻炎。

睡眠时咳嗽、打呼噜、经久不愈的咳嗽，夜间和晨起发作的咳嗽，很可能是过敏性咳嗽或支气管哮喘。

❖第二步：观察4种常见的过敏症状和体征

湿疹或荨麻疹，很可能是过敏因素导致皮肤损害；

喘息、咳嗽、运动后哮喘、呼气性呼吸困难，很可能是过敏性支气管哮喘；

打喷嚏、咳嗽、流鼻涕、揉眼睛、黑眼圈、揉鼻子，很可能是过敏性鼻炎；

恶心、呕吐、便秘或腹泻、肠胃不适、消化不良、体重增长缓慢，很可能是过敏性肠病。

❖第三步：过敏原检测

过敏原检测是寻找可能潜在的过敏原。如果宝宝有明显的过敏症状，但却寻找不出过敏原，不知过敏原潜伏在哪里，不知如何规避，这时做过敏原检测对寻找过敏原会有一定的帮助。需要免疫治疗时，也要检测过敏原。

对儿童过敏性疾病有价值的过敏原检测方法有以下三种：

（1）皮肤点刺试验（SPT）

SPT是儿童过敏性疾病的关键诊断方法，被视为诊断过敏的金标准。此方法的安全性比较高，是包括婴幼儿在内的儿童的一种可靠试验，几乎没有全身反应。但是，如果有严重的哮喘、花粉过敏症且正处于花粉季节期、花生等食物过敏、对药物过敏的，做SPT试验时，要在有紧急施救设备的情况下进行。

SPT的适应证：寻找患有鼻炎、湿疹、荨麻疹、哮喘的儿童的潜在过敏原；诊断IgE介导的药物过敏；评估特殊过敏原的免疫疗法；监测过敏原敏感性的改变，如宝宝婴儿期对麦麸过敏，现在到了幼儿期，是否还过敏。

SPT检测的最佳位置是前臂内侧皮肤，3岁以下婴幼儿在背部，操作起来会更容易些。具体操作方法是：将高纯度的致敏原液体滴到前臂，再用带有1毫米针尖的点刺针轻轻点刺。

（2）血液特异性IgE检测

IgE是参与过敏反应的抗体，通过检测血液中的过敏原特异性IgE，可以诊断过敏原的存在。一般来说，对于吸入的过敏原，检验方法的敏感性和特异性在85%~95%之间，与临床病史有很好的相关性；在食物性过敏原试验中，敏感性和特异性均会降低，尤其是特异性，与病史相关性也较低。这是因为大多数食物过敏原缺乏标准化，所以，确定食物过敏原，通过双盲安慰剂对照食物激发试验更准确些。

（3）双盲安慰剂对照食物激发试验（DBPCFC）

DBPCFC被视为诊断食物过敏和食物不良反应的金标准，是非IgE介导的食物过敏及缺乏敏感性和特异性IgE介导的食物过敏唯一有效的检查方法。

第六节 过敏宝宝的医学治疗

1. 规避过敏原

过敏没有真正的根治良方，只可能减轻过敏症状。对付过敏的有效方法就是减少或杜绝与过敏原的接触。这说起来容易，做起来实属不易。要规避与过敏原的接触，首先要确定引起过敏的过敏原是什么；有的宝宝对一种过敏原过敏，有的宝宝对两种或两种以上过敏原过敏；有的宝宝会对与过敏原相近的蛋白质有交叉过敏反应，比如，对某种食物过敏，对尘螨和蟑螂分泌物也会过敏；倘若对尘螨或动物皮毛过敏，要隔绝此类过敏原几乎是不可能的，只能是尽力规避，减轻过敏症状。如果规避过敏原无效，医生可能会建议使用抗过敏药或免疫疗法。

2. 抗过敏药

儿童对药物的敏感度高于成年人，尤其是婴幼儿，各脏器的功能尚未完全发育成熟，对于成年人来说很轻的副作用，对于婴幼儿来说可能就是很大的副作用。尽管有的抗过敏药已被批准可用于6个月以上婴儿，但仍不能掉以轻心。给孩子用药，药物的治疗作用和可能带来的副作用是并重的，有时，治病和致病的分水岭并不那么清晰。父母切莫擅自购买抗过敏的OTC（非处方药）药物给孩子服用，一定要看医生，由医生确定后才可使用。

给宝宝服用药物前，无论是处方药，还是OTC药，都要仔细阅读药品说明书，再次确认该药物是否适合您孩子的病症，是否符合您孩子这个年龄使用，服药期间需要注意什么。核实好药物剂量，切不可随意更改药量。药品说明书上标识适用于儿童，并不意味着适用所有年龄的儿童，您一定要向医生确认，您的孩子是否能够服用。

儿童用药，尽可能选择单一成分，一是当发生不良反应时，能快速确定药物成分；二是容易评估药物疗效，给是否更换药品、确定用药时间，以及与其他药物联合使用等决策带来方便；三是不同的药品可能会含有相同的药物成分，当您给孩子选择两种不同的药品，却还有相同的药物成分时，就叠加用药了，也就增加了药量。所以，选择单一成分的药品，可增加用药安全指数。

儿童不是缩小的成人，不能给孩子选择成人药品，即使减量也是有风险的。例如，有些抗组胺药物，用在儿童身上，即使是较低剂量，也会出现较成人更明显的副作用。有些药物是既可用于成人，也可用于儿童。选择这样的OTC药物时，也最好向医生咨询，至少要向药店专业人员咨询用药注意事项。

3. 免疫疗法

免疫疗法就是对过敏原的脱敏疗法，其目的是，帮助过敏儿童逐渐适应过敏原，也就是在未来的日子里，不再对这种过敏原过敏。免疫疗法一般适用于6岁以上的儿童，有时也有例外，比如，患有严重哮喘的儿童，6岁以下也可以实施。是否要进行免疫疗法，过敏专科医生会根据每个孩子的病情做出具体判断。目前免疫疗法只针对某些过敏原，如尘螨、霉菌、花粉、动物或昆虫叮咬等，尚未用于食物过敏。

免疫疗法应该在医院进行，因为在给宝宝注射含有小剂量的抗过敏原，如花粉、尘螨、动物毛屑的针剂时，宝宝有可能出现不适或严重的过敏反应，尽管这种概率微乎其微，但为了安全起见，至少在最初的免疫治疗时在医院进行比较稳妥。

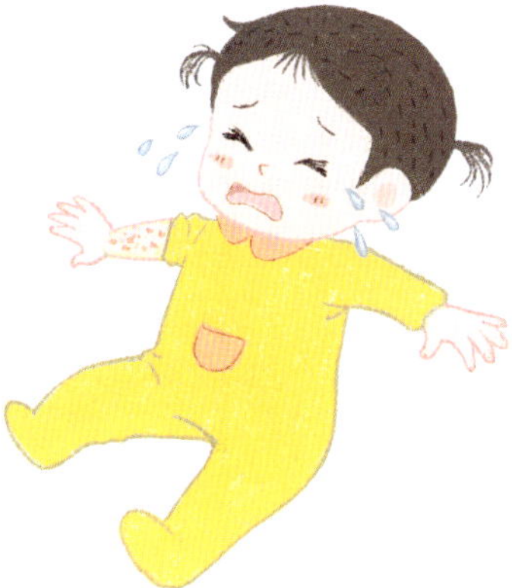

第二章

食物过敏

食物过敏并非单一因素所致，而是与个人基因、喂养方式、饮食习惯和生活环境等多因素相关。在预防和治疗过敏性疾病时，父母一定要在专业医生指导下进行，切莫因为您的孩子有过敏倾向或罹患了过敏性疾病，就主观臆断，或听周围朋友的经验，或在浩瀚无垠的信息中搜索只言片语，给您和家人带来诸多烦恼，做出一些错误判断，采取不恰当方法。

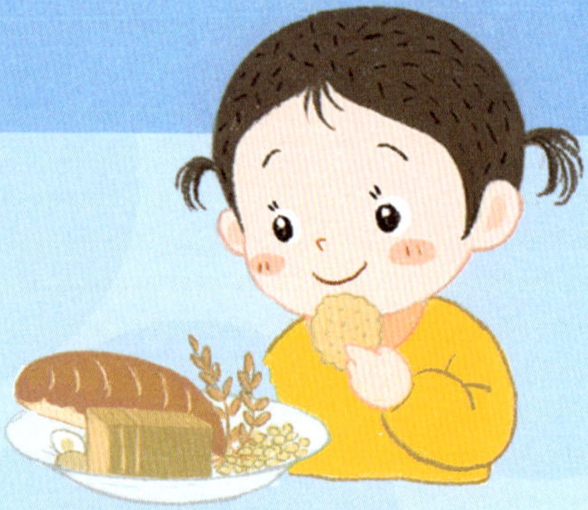

1. 为什么会发生食物过敏？

❖ 什么是食物过敏？

简单地说，食物过敏是身体免疫系统对特定食物产生的一系列过敏反应。

然而，非常容易理解的食物过敏，其实是一个比较复杂的问题，涉及很多方面。很多时候，食物过敏的定义并不是很清晰。到现在为止，还没有一个统一的、很准确的标准和数据来定义食物过敏。

❖ 为什么会发生食物过敏？

当身体的免疫系统错误地认为某一种食物有害于身体时，免疫系统会生产出一种针对该食物的抗体，在再次摄入该食物时，免疫系统就会行动起来，用事先生产好的抗体抵抗该食物，试图歼灭该食物，而该食物到底不是入侵的致病微生物，不能真的被消灭，其结果是，释放大量组织胺和炎性物质，触发一系列异常反应——过敏，影响到呼吸、消化和心血管系统，以及皮肤和黏膜，罹患过敏症，比如过敏性鼻炎、支气管哮喘、过敏性肠炎和湿疹等。

❖ 食物过敏有哪些常见类型？

（1）由IgE引发的食物过敏

由IgE（免疫球蛋白E）引发的食物过敏，医学专用名称为IgE介导的食物过敏，其过敏症状出现的比较快，甚至是急性、突发性的反应。结果是，生成了许多不同的化学物质（包括组织胺）引起诸多过敏症。常见的反应包括荨麻疹、神经血管性水肿以及呕吐腹泻等急性胃肠道过敏症状。还可发生严重的过敏反应，如喉头水肿导致的窒息，过敏性休克。

（2）由T淋巴细胞引发的食物过敏

由T淋巴细胞引发的食物过敏，医学专用名称为非IgE介导的食物过敏。其过敏症状出现得比较迟缓，并且不是太严重。常见的反应包括皮肤问题（如湿疹）、腹部症状以及肠功能紊乱。

2. 食物过敏发生率很高吗？

❖ 食物过敏并非普遍现象

在新手父母之间的交流中，会发现一个现象，当一位妈妈说她的孩子对某一食物过敏时，会引起很多妈妈的共鸣。尤其是她们的孩子正处于哺乳期和辅食添加期的时候，似乎食物过敏是很普遍的现象。哺乳期的妈妈这也不敢吃，那也不敢吃；宝宝添加辅食的时候，又总是担心对某一食物过敏，或者把湿疹或其他过敏反应归咎于某一种或多种食物，使哺乳期的妈妈得不到充分的营养保证，辅食添加期的婴儿不能获得均衡的营养供给。事实果真如此吗？

近30年来，过敏发生率呈快速上升趋势，但食物过敏并不是大家认为的那样高发。有些由食物导致的不良反应不都是食物过敏，如喂养不当、过度喂养导致的胃肠功能障碍，强迫喂食或进食时被训斥导致的不愉快进食经历，由于乳糖酶缺乏导致的乳糖不耐受，食入被有毒物质污染或受到细菌、寄生虫和病毒感染的食物，宝宝患有胃肠疾病，以及厌食症等，也常被误判为食物过敏。

❖ 食物过敏易发生在哪个年龄段？

食物过敏的发病根据年龄、地域、种族的不同而不同，随着年龄的增长，食物过敏的发生率会明显下降。从已有的研究数据来看，食物过敏反应可能发生在任何年龄，但5岁以下年龄段更容易发生，最易发生的是在1岁以内的婴儿。

❖ 食物过敏与过敏性疾病之间的关系

患有严重湿疹的婴儿，食物过敏患病率接近90%；

患有支气管哮喘的儿童，食物过敏患病率接近10%，而有食物过敏的儿童，哮喘发病率约6.8%~17%，对牛奶蛋白过敏的儿童，哮喘的发病率则可高达26%。

食物过敏的表现	
消化道	恶心、呕吐、便秘、腹泻、腹痛
呼吸道	流鼻涕、打喷嚏、咳嗽、鼻塞和哮喘
皮肤黏膜和血管	皮疹、皮肤瘙痒和水肿
严重过敏反应	休克或喉水肿痉挛，甚至窒息

5岁以下儿童食物过敏的发病率	
婴儿 10%	1~5岁儿童 4%~8%
牛奶蛋白过敏发生率2.5%，是婴儿最常见的过敏食物； 鸡蛋过敏发生率1.6%，多发生在婴儿辅食添加期； 食品添加剂过敏发生率0.5~1.5%； 少数婴儿对大豆和麦麸过敏。	花生、海鲜、鱼类和树生坚果是较常见的易过敏食物。

3. 为何有越来越多的孩子发生食物过敏？

❖ 卫生假说

一种卫生假说认为，现代的婴幼儿，接触微生物的机会越来越少；使用洗涤剂、消毒剂和杀菌剂的频率越来越高；与大自然接触时间越来越短；与周围小朋友亲密接触机会越来越少；过度使用抗生素。由此导致肠道微生物数量减少，菌群发生变化，肠道消化吸收能力减

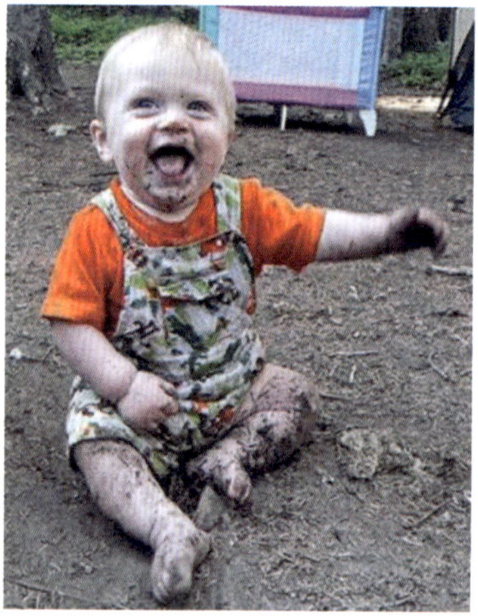

弱，某些食物中的微量蛋白质透过肠壁入血，刺激免疫系统产生针对这种食物的抗体，当再次摄入这种食物时，发生异常的免疫反应，出现一系列食物过敏表现。

还有一种卫生假说认为，妈妈在孕期和哺乳期，以及孩子在婴幼儿期，由于生活半径的限制，暴露于微生物的组成和类型不同，改变了过敏的风险性。在城区长大的孩子，和在乡村长大、在牧区长大的孩子，因所处环境不同，肠道内环境也存在差异，即肠道内的菌种、菌群和数量不同。因而，肠道消化吸收能力和肠壁的渗透性，以及屏障功能也不同，发生食物蛋白过敏的概率也就不同了。有研究表明，在牧区和乡村长大的孩子，其肠道菌种丰富，菌群和菌量大，食物过敏发生率低于城区的孩子。

❖ 纯母乳喂养率低

母乳喂养可极大降低食物过敏的发生，出生后第一口喂养母乳，以及在0~6个月间的纯母乳喂养，可大大降低对牛乳蛋白过敏的风险。在婴儿早期，发生牛乳蛋白过敏，促发了机体过敏反应，给6个月后添加辅食带来困难，当添加含有与牛奶蛋白类似蛋白质的食物时，发生交叉过敏反应。

❖ 过早引入易过敏食物

牛奶、禽蛋、大豆、小麦、海鲜、鱼、花生和树生坚果可能促发婴幼儿食物过敏。但是，有研究者认为，推迟引入易过敏食物并不能降低食物过敏的发生率。也有学者认为，推迟易过敏食物的添加时间，或许还会增加对这种食物过敏的概率。

4. 准确诊断食物过敏很重要

食物过敏影响了儿童的生活，比如医疗上、心理上以及社会上等各个方面。如果儿童不得不限制某一种或多种食物，例如长期不能吃牛奶、禽蛋、小麦等食物，不但生活质量会受到影响，生长发育也会受到不同程度的影响。如果限制饮食的措施考虑不周，将会导致营养不良。

随着孩子年龄的增加，食物过敏可能会引发孩子焦虑，因为担心可能遭遇食物过敏，父母会避免让孩子参加一些社会活动，比如学校组织的春游和聚餐等活动。2011年欧洲食物过敏和致命性过敏反应会议报道，有17%的过敏儿童，因为食物过敏的原因，避免参加社会活动，例如聚餐和野餐。

长此以往，孩子会为此感到沮丧和怨恨，将孩子与他的同龄伙伴们隔离，会有碍于孩子的社会互动能力。过敏的孩子也许在他的同龄伙伴中是唯一过敏的，因此会显得与众不同。这不仅会让孩子感到沮丧，也会因为缺乏同伴之间的理解和交流而被同伴嘲笑。

错误的食物过敏诊断是常见的，这一点必须引起重视，因为错误的诊断会使患者避免食用他本来不应该避免的食物，影响到孩子的生活质量和营养状况，还有可能造成心理上的伤害。相反，如果有食物过敏的孩子被漏诊了，没有规避过敏食物，长此以往，孩子的过敏情况也会越来越重。如果孩子食用了导致严重过敏反应的食物，发生致命性过敏反应，那后果更糟。

食物过敏的准确诊断也是有效治疗食物过敏的基石。所以，食物过敏的准确诊断是很重要的，切莫夸大或误诊食物过敏问题。

准确诊断食物过敏需要详细了解病史、仔细查体、诊断检测。诊断工具从最小的创伤性的方法，例如，皮试和验血；到探索性的检查，例如内窥镜活组织检查。食物过敏的儿童也许对许多种食物都过敏，这时，诊断过程包括一系列的检测，以捕捉到患者的全部过敏图谱。每个患者都需要一套定制的诊断方法，要将患者的年龄、症状、过敏反应的严重程度等考虑进去。儿科过敏专家、免疫学家、专注于过敏的胃肠道专家会依据疑似食物过敏的特点和症状做出准确诊断。许多有严重反应或复杂的疑似食物反应的儿童，在诊断方面需要多学科配合才能确保万无一失。

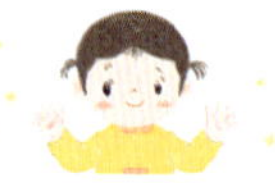

郑大夫小课堂

什么是交叉食物过敏反应?

宝宝对某一种食物过敏，另外一种食物中所含的蛋白，正好与宝宝过敏的食物中所含的蛋白在结构上类似时，那么，当宝宝摄入另外一种食物时，也发生了同样的过敏反应。我们就说发生了交叉过敏反应。在不同的海鲜和不同的树生坚果之间发生交叉反应的现象是常见的。

5. 食物过敏是遗传和终生的吗？

❖ 没有证据表明食物过敏是遗传的

到目前为止，还没有证据表明食物过敏是遗传的，但出现食物过敏的风险受家族过敏史的影响很大，表现在以下几个方面：

• 如果家里有一个孩子出现食物过敏反应，那么，他的兄弟姐妹有食物过敏的风险会稍有升高；

• 父母有过敏史的宝宝，与父母没有过敏史的宝宝相比，发生食物过敏的风险增加一倍。但许多时候，孩子食物过敏，他们的父母并没有食物过敏史；

• 家中有一个孩子对食物过敏，倘若对其他兄弟姐妹进行食物过敏筛查，结果阴性的话，也不意味着一定不会出现食物过敏反应。如果筛查测试结果为阳性，也不能就此判断一定会发生食物过敏反应。

• 食物过敏常常与其他疾病共存，例如哮喘、湿疹、嗜酸性食道炎。

❖ 食物过敏极少是终身的

对某种食物过敏的宝宝，随着年龄的增长，其过敏程度可能会有所减轻，或者完全不再过敏，但有部分宝宝会持续过敏到学龄前，极少数会到青少年，甚至到成人。

随着宝宝年龄的增长和免疫系统的成熟，多数宝宝会摆脱对禽蛋、小麦、奶及奶制品、大豆的过敏烦扰。

对牛奶过敏的婴幼儿中，90%在3岁以后就不会再出现过敏症状。

大约有1/3的儿童在实施排除餐饮中的过敏食物一两年后，就会告别过敏反应。

对花生、海鲜、鱼、树生坚果的过敏反应，多数宝宝会持续存在较长时间，甚至会延续到青少年或成人。

花生和海鲜过敏可引发严重过敏反应，这些过敏反应甚至可以延续到成年期，需要长期规避含有这些过敏成分的食物。

《美国食物过敏的诊断与管控指导准则》总结出：大多数食物过敏的儿童最终都会耐受牛奶、鸡蛋、大豆和小麦，非常少数的儿童最终会耐受树生坚果和花生。儿童食物过敏的延续时间因食物的

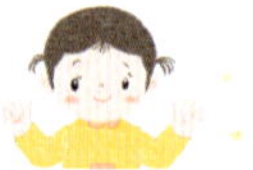

郑大夫小课堂

什么是食物耐受?

随着年龄的增长对过敏食物已经适应；或者是摄入食物或口服食物挑战数周、数月，甚至停止治疗数年后，摄入曾经过敏的食物不再发生过敏反应，没有过敏反应症状，这就表明对原来过敏的食物有了耐受性。

某些儿童可能只是在短期内对某种食物耐受，也许是因为他们对所接触的食物敏感度减退，或者是他们已经有了长期耐受的能力。

研究表明：82%的患者到16岁后对鸡蛋耐受；69%的患者到10岁后对大豆耐受；65%的患者到12岁后对小麦耐受；80%的患者到5岁后对牛奶耐受。

食物耐受和食物不耐受从字面上理解，似乎是对应关系，在这里，这两个词没有关联。食物不耐受与食物过敏无关，食物耐受则说的是，摄入曾经引发过敏反应的食物后，不再发生过敏反应。

不同而不同，有的会推迟到十几岁。最初检测某一食物的特异性抗体（sIgE）水平越高，对这一食物的过敏反应消失的速度就越慢。对某一食物过敏的儿童，sIgE升高多是在2岁以内出现。倘若随着年龄增加，抗体水平逐渐下降的话，常提示以后会逐渐耐受这一食物。

6. 哪些食物容易引起过敏？

❖ 食物引起的过敏很少见

理论上所有的食物都可以引起过敏，事实上食物引起的过敏很少见。儿童最常发生的过敏食物有8类：牛奶、鸡蛋、大豆、小麦、花生、海鲜、鱼和树生坚果。这8类食物导致了90%的食物过敏反应，其中，婴幼儿最重要的食物过敏原是牛奶、鸡蛋、大豆和小麦，儿童最重要的食物过敏原是花生（豆荚类，还包括豌豆）、海鲜、鱼和树生坚果。

❖ 食物过敏并非都是吃进去的

对于非常易过敏的儿童来说，闻到、嗅到、接触到某一食物也会触发过敏反应。厨房的灰尘可能包含食物过敏原，所以，食物过敏也可通过吸入的方式引发过敏反应。比如，在烹饪过程中，鸡蛋中的过敏原——卵清蛋白，可存在于厨房的灰尘中，成为空气传播的过敏原，导致过敏反应，会误以为吸入性过敏，实际上是对鸡蛋的食物过敏反应。

面粉可能包含粉尘螨，当给有过敏倾向的宝宝，用含有粉尘螨的面粉烹饪食物时，能够引发过敏反应，会误以为食物过敏，实际上是对螨虫的吸入性过敏反应。

❖ 食物过敏的地域性

《美国食物过敏的诊断与管控指导准则》指出：尽管已经报道了170多种食物能够引起过敏反应，但食物过敏的真正发病率难以统计。以下是常见食物过敏和致命性过敏反应的发病率综合数据。

在美国花生过敏的发病率约为全部人口的0.6%；在法国、德国、以色列、瑞典、英国花生过敏发病率介于0.06%~5.9%。

在美国树生坚果过敏的发病率约为全部人口的0.4%~0.5%；在法国、德国、以色列、瑞典、英国树生坚果过敏发病率介于0.03%~8.5%。

在美国，鱼过敏发病率为0.2%，甲壳类贝类海产品过敏发病率为0.5%，对任何水产品的过敏发病率为0.6%。

在丹麦，牛奶过敏发病率是2.2%。

在挪威，鸡蛋过敏的发病率1.6%。

来自新加坡的一项研究表明：在亚洲，海鲜和燕窝是引起食物过敏的常见原因，还有荞麦、栗子、鹰嘴豆和蜂蜜。花生过敏常见于美国，鱼过敏则常见于欧洲。

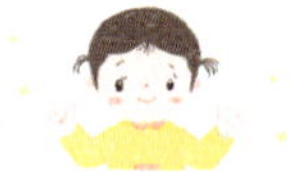

郑大夫小课堂

全球儿童食物过敏患病率大约在6%~8%，累计流行率为3%~6%。美国过敏、哮喘和免疫学学会评估，在美国有8%以上的儿童有食物过敏症。包括我国在内的亚洲食物过敏调查数据则比较缺乏。

大约有1/3的致命性过敏反应是食物过敏。在澳州、美国、英国，最近十几年，0~4岁儿童因食物的致命性过敏反应而住院的人数比同期增加近5倍。

❖ 食物过敏的年龄分布

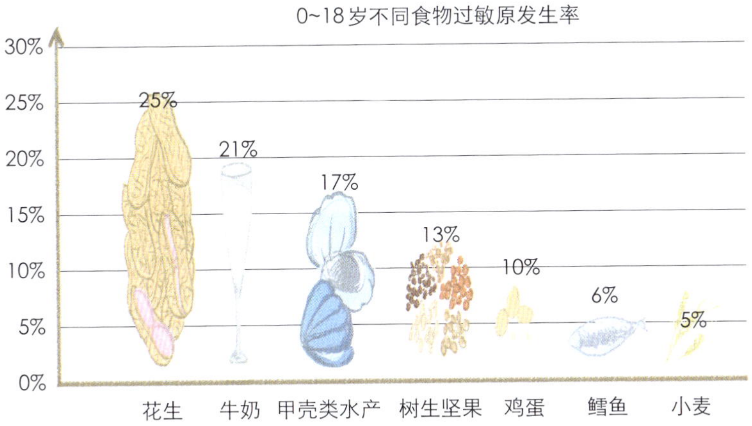

儿童期（小于18岁）最常见的食物过敏原发病率：花生25.2%，牛奶21.1%，海鲜17.2%，树生坚果13.1%，鸡蛋9.8%，鳕鱼6.2%，小麦5%，大豆4.6%。

7. 如何预防宝宝发生食物过敏？

❖ 预防食物过敏，从第一口奶开始

宝宝出生后如果被喂过配方奶粉，特别是出生后最初引入的是配方奶粉，倘若宝宝是过敏体质的话，很有可能对牛奶蛋白过敏，再次进食牛奶蛋白后发生牛奶蛋白过敏反应。

0~6个月纯母乳喂养可规避过敏风险。研究发现，6个月内纯母乳喂养可降低婴幼儿食物过敏发生率。母乳中溶菌素高，巨噬细胞多，可以直接灭菌。乳糖有助于乳酸杆菌、双歧杆菌生长，乳铁蛋白含量也多，能够有效地抑制大肠杆菌的生长和活性，保护肠黏膜，抑制造成腹泻的有害细菌繁殖。使黏膜免受细菌侵犯，增强胃肠道的抵抗力。

如果有食物过敏家庭病史，那么，您的孩子很有可能出现过敏情况。在最初的6个月内纯母乳喂养，即从出生到生后6个月以内，除了母乳，不吃任何食物，这会降低孩子患过敏性疾病的风险。

❖ 宝宝会对母乳过敏吗?

没有证据证明宝宝会对母乳过敏，相反，研究表明，母乳喂养会减少食物过敏的发生。母乳是婴儿最佳食物，宝宝出生后最初6个月纯母乳喂养对宝宝和妈妈健康意义非凡，可极大程度降低胃肠道感染性疾病发生率，减少宝宝过敏反应的发生，切不可轻易放弃母乳喂养。

宝宝出生后的最初几天，妈妈乳汁分泌量比较少，妈妈和看护人担心饿着宝宝，就给宝宝喂配方奶，待乳汁充足了开始纯母乳喂养。在纯母乳喂养期，宝宝患了湿疹或大便中带血，就认为宝宝对母乳过敏，停掉母乳，代之以氨基酸配方粉或深度水解蛋白配方奶。事实上，所谓的“母乳过敏”很有可能是宝宝出生后最初几天喂婴儿配方奶粉时导致的牛奶蛋白过敏，尽管停掉配方奶粉喂养，但宝宝体内已经产生了针对牛奶蛋白的抗体，当妈妈进食牛奶或其他蛋白质食物时，宝宝发生了过敏反应。这种现象也称为交叉过敏反应，即对某一物质过敏后，对与此相似的物质也产生了过敏反应。妈妈可通过回避易致敏食物，如牛奶、鸡蛋和带壳海鲜等，降低宝宝过敏反应，切莫断然停掉母乳。

在母乳喂养期间，即使宝宝被诊断食物过敏，也不要停止母乳喂养，可尝试着从妈妈的餐食中剔除被怀疑过敏的食物。

❖ 哺乳期妈妈需要规避易过敏食物吗?

如果您是母乳喂养，没有理由避开8大类易过敏食物，除非您对这些食物过敏。

如果妈妈摄入牛奶蛋白，会有及微量牛奶蛋白原型渗透到母乳中，如果宝宝对牛奶蛋白严重过敏，这微量的牛奶蛋白也会使宝宝发生过敏反应，如果宝宝对牛奶蛋白轻度过敏，这微量牛奶蛋白对宝宝可能就不会构成威胁。

如果宝宝对鸡蛋蛋白有严重的过敏反应，哺乳妈妈大量进食鸡蛋时，会有少量鸡蛋蛋白以原型形式进入乳汁中。妈妈尝试停食鸡蛋，以及所有含有鸡蛋成分的餐食，倘若宝宝过敏程度减轻，甚至过敏症状完全消失了，妈妈可禁食一段时间鸡蛋，一直到宝宝可以添加鸡蛋的月龄。

❖ 有严重湿疹的宝宝

有中度或重度湿疹的婴儿，对牛奶蛋白过敏的概率高，如果需要添加配方奶粉，建议选用氨基酸配方奶粉或水解蛋白配方奶粉。羊奶与牛奶相比，营养价值

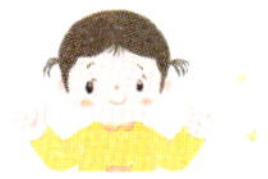

郑大夫小课堂

美国儿科医学会发表的一项声明认为，出生头6个月完全吃母乳的婴儿，较少出现过敏现象。过早让婴儿接触牛奶蛋白，会引起自体免疫反应。

研究显示，吃母乳的婴儿比较少感染，母乳中含有很多常见感染的抗体，可以保护婴儿直到他自己能产生抗体为止。如果母亲感染了疾病，屏蔽这种感染的抗体，很快就会出现在母亲的乳汁中，这真是奇迹。

方面没有明显的优势，也不会降低过敏症状出现的可能性。6个月以内的婴儿不能选择大豆基配方奶粉，有的婴儿对大豆蛋白也有过敏的可能，大豆基配方奶粉也不会显著降低食物过敏的发生。

❖ 开始添加辅食的婴儿

婴儿的免疫和消化系统尚不成熟，发生食物过敏的风险高于年长儿。调查显示，婴儿食物过敏发生率约为2%~5%。如果宝宝有湿疹或家庭中有食物过敏史，为安全起见，给宝宝添加辅食时，一次只添加一种，每加一种新的食物，要等待3~5天，观察新的食物是否引发了过敏反应，确信宝宝没有发生过敏反应，再添加下一种新的食物，切莫几种新的食物同时添加。当宝宝进食某种食物出现过敏症状时，要即刻停止喂食，及时向专业医生咨询，确定宝宝是否对这种食物过敏。如果医生给出明确诊断，要进一步询问医生，接下来您该如何做，什么时候可以再次尝试添加，还有哪些食物不能添加。

如果宝宝有中度到重度的湿疹、父母或哥哥姐姐有严重过敏症，在辅食添加期，添加易过敏食物时，要仔细观察孩子的反应，发现过敏症状，及时停止添加。牛奶、鸡蛋、大豆和小麦是婴儿期易过敏食物，添加这些易过敏食物时，要仔细观察宝宝有无过敏反应，一旦出现，及时向医生咨询。

8. 发生食物过敏会有哪些表现？

过敏性疾病是现代生活方式和富足生活水平的代价，呈现上升趋势，特别在大城市更为突出。但是，也不能就此把过敏问题扩大化，宝宝有一点胃肠道问题，就归咎于食物过敏；婴儿大便稍有异常，就

食物过敏的症状

常见的症状

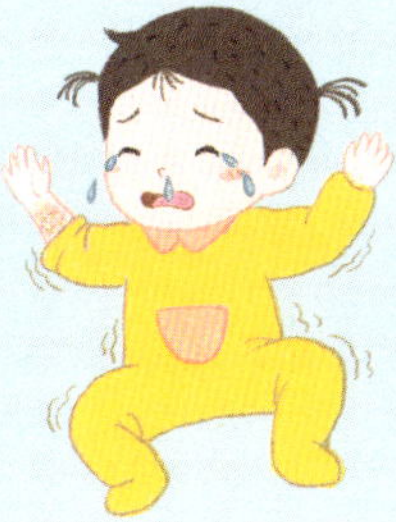

- 荨麻疹
- 皮肤瘙痒
- 舌头和喉咙肿胀
- 腹部痉挛、腹泻
- 流稀鼻涕、喘鸣
- 红眼、流泪
- 口部有麻刺感
- 呼吸困难、呕吐
- 湿疹、浮肿
- 咳嗽

不常见的症状

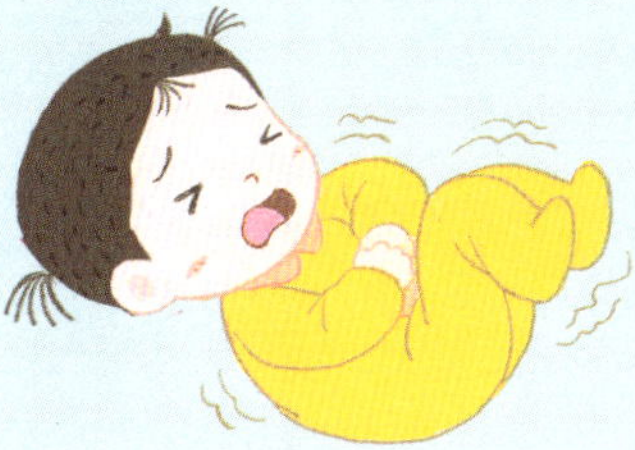

- 婴儿腹痛
- 胃内容物反流
- 慢性腹泻
- 婴儿生长缓慢

严重食物过敏反应

除上述症状外，还有呼吸困难、血压降低、失去知觉，这种反应发病率极低，仅在极端情况下才发生。

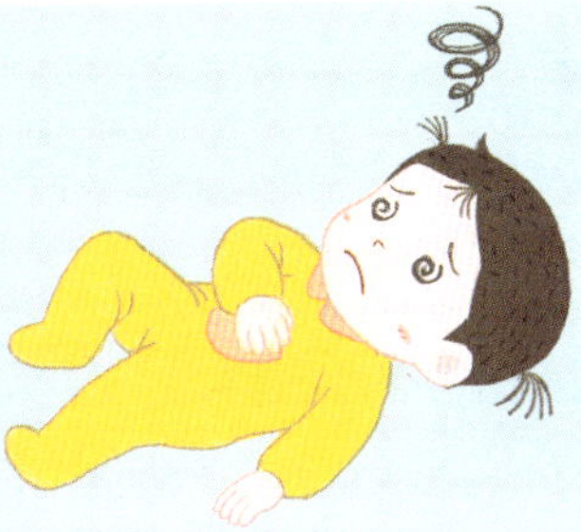

认为哺乳妈妈对某些食物过敏，从而，过度限制宝宝和哺乳母亲的食物种类。尤其在母亲哺乳期和婴儿辅食添加期这两个重要阶段，由于过度关注食物过敏，把本与食物过敏无关的一些胃肠道问题与食物过敏联系起来，使得哺乳母亲和婴儿出现营养问题。

❖ 婴儿期食物过敏症状

婴儿对牛奶蛋白及其他易过敏食物过敏时，会出现恶心呕吐和腹泻或便秘等胃肠道症状，也会出现湿疹和荨麻疹等皮肤症状。

婴儿期食物过敏多出现在添加固体食物以后。几乎所有的婴儿食物过敏都有不同的皮肤症状，例如，荨麻疹、肿胀、刺痒或皮肤发红。这些症状会在吃下过敏性食物后的数分钟内出现，有的也可能会数小时后才会发生。

❖ 幼儿期食物过敏症状

幼儿期食物过敏症状，除了延续婴儿期症状外，还会有腹痛、便秘、呼吸困难（哮喘症状）、流鼻涕、打喷嚏、头晕等症状。某些情况下可能会出现严重的过敏性反应，称为休克型过敏，这种过敏反应可能会有生命危险。

❖ 儿童食物过敏症状

儿童食物过敏症状主要表现为荨麻疹、神经血管性水肿、皮肤瘙痒、急性呼吸道感染及其他病症等。儿童出现胃肠道症状多是由于其他原因，比如肠道病毒感染、食物不耐受、吃了被污染的食物、饮食不当（如暴饮暴食，喝过多的冷饮冷食，过多食入不易消化食物），呕吐或腹泻很少是由食物过敏引起。

9. 怀疑宝宝有食物过敏时，父母如何做？

❖ 带宝宝看专业医生

食物过敏的症状缺乏特异性，可以有诸多表现，涉及胃肠道、皮肤、呼吸道、精神心理、行为等诸多情形，还需要排除其他疾病引起的症状。食物不耐受也常易被认为是食物过敏，如乳糖不耐受、胃肠道感染性疾病、厌食症等。所以，食物过敏的诊断并不那么容易，需要专业医生根据病史、体征和辅助检查综合分析做出初步判断。

❖ 详细记录宝宝的进食情况

将宝宝每餐吃下的食物和出现的反应全部详细记录下来，这些

宝宝餐食记录表示例

姓名	出生日期	过敏史	药物过敏史	父亲过敏史	母亲过敏史	兄弟姐妹过敏史	疾病史	用药史
陶陶	2015.11.1	2月湿疹 8月消失	无	过敏性鼻炎	无	无	感冒 腹泻病	保湿霜 1%氢化可的松乳膏
日期	**早餐**	**午餐**	**晚餐**	**加餐**	**异常反应**	**餐后运动**	**干预方法**	**备注**
2017.1.1	母乳 蛋羹 西兰花 奶黄包	软米饭 茄子 甜椒 鳕鱼	面条 油菜 香菇 鸡肉丝	杧果 酸奶 橘子 蔬菜薄饼	口唇肿胀 口周红疹	无剧烈运动	无	无其他异常表现
2017.1.2	母乳 牛肉羹 西葫芦 面粉	软米饭 菠菜 土豆 瘦猪肉	八宝粥 胡萝卜	苹果 酸奶 车厘子 吐司	无	无剧烈运动	无	无
……								

记录能够帮助医生估测哪种食物可能为过敏元凶，以便进一步检测排查。如果怀疑宝宝对某一食物过敏，可将这种疑似过敏的食物暂时从宝宝的膳食中除去，观察宝宝过敏症状是否减轻或消失，这有助于医生对过敏原的诊断。

父母认真记录宝宝进食情况，观察宝宝进食后异常反应，会对医生的诊断给予很大帮助，有时甚至是决定性的帮助。

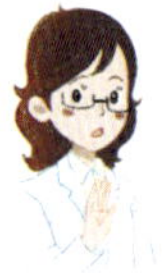

宝宝餐食记录表举例说明

宝宝口唇肿胀，口周红疹，表现出的是局部过敏症状，可初步判断为接触性皮炎。

分析宝宝全天食入的食物，如果宝宝刚吃过杧果，但以前从未吃过，那么，引发宝宝局部过敏症状最可能的食物是杧果。倘若宝宝再次进食杧果仍然出现口唇肿胀和口周红疹，可初步确定宝宝局部过敏反应是由杧果所致。

暂时停食杧果一段时间，再次进食时，可以用小勺吃，把一小块杧果直接送入口腔，观察宝宝口唇和口周变化，如果没有发生任何反应，间接提示过敏原可能是杧果，也可能不是。如果把杧果直接放入口中，宝宝出现口腔黏膜发红肿胀或引发宝宝口腔疼痛，提示由于杧果过敏引发了口腔过敏综合征（OAS）。

医生会根据宝宝病史、身体检查和必要的辅助检查，给出确切诊断和治疗措施。

10. 医生是如何诊断食物过敏的？

食物过敏的诊断方法尚缺乏有力的黄金标准，这是因为：

• 食物过敏涉及很多因素，是一个很复杂的问题；

• 父母所叙述的孩子食物过敏史，很多时候并不准确；

• 食物过敏缺乏独特的体征；

• 食物过敏和食物不耐受并不像我们认为的那么好区分，时常会把两者弄混。

医生在诊断宝宝是否食物过敏时，可能会问到以下病史：

婴儿期有无中度和重度湿疹？

有无其他过敏性疾病，如过敏性鼻炎、哮喘、过敏性肠炎、口腔过敏综合征等？

父母双方或一方有无过敏史？

兄弟姐妹中有无罹患过敏性疾病史，尤其是食物过敏史？

询问有无下列一种或几种常见的食物过敏表现：

- 恶心、呕吐；
- 稀便或便秘，大便频繁，便中带血或黏液，肛周红肿；
- 唇部或喉部肿胀，喉头和舌头发痒；
- 流鼻涕、鼻塞、咳嗽、喘鸣或呼吸短促；
- 眼睛疼痛、发痒、红肿；
- 疲劳倦怠，面色苍白；
- 生长缓慢或迟缓。

❖ 食物过敏原的实验室检测

（1）皮肤点刺试验

这种实验一般在过敏门诊进行，在前臂上滴一小滴液体，此液体内含有食物的成分，用一根针透过液滴刺破表皮，观察是否出现反应，以及反应的程度。

（2）血液检测

此检测主要缺点是只能用于少数食物的检测、费用高，不同的检测有不同的准确度，结果需要依据过敏史仔细解读。血液检测的优势是对有致命性过敏反应或有严重皮肤病的患者是安全的。

食物过敏原测试只能在怀疑宝宝对某种食物过敏时才能实施。例如，如果宝宝吃下鸡蛋后出现反应，但吃下花生和海鲜后没有反应，就没有必要对花生和海鲜做过敏测试。

没有考虑过敏病史，单凭食物过敏原的检测是难以做出食物过敏诊断的。血液过敏原检测不一定需要过敏专家实施，但是，测试结果需要过敏专业医生解读。

（3）食物过敏原检测前医生对父母的询问

当您怀疑宝宝有食物过敏，带宝宝去看过敏医生时，医生会询问宝宝过去是否有食物过敏史的问题。医生会根据您对下述问题的回答，以及对宝宝的体检，确定实施哪种实验室检测。

宝宝原来食物过敏的症状是什么？

您认为是哪种食物诱发了宝宝食物过敏？宝宝以前吃过这种食物吗？以前有异常反应吗？

宝宝吃了多少量这种食物？还同时吃了哪几种食物？

您知道宝宝吃的这些食物的全部成分吗？

您是用什么方法给宝宝烹饪的食物？

您是怎么制备的食物？例如，是否用同一砧板制备你们和孩子的食物？

宝宝吃过以下食物吗：花生、树生坚果、海鲜、鱼、牛奶、禽蛋、小麦、大豆？

从吃下食物到初次出现症状过了多长时间？

吃完后是否进行过较剧烈的活动？

在吃这些食物之前或之后，是否给宝宝服用过药物？

宝宝接受过抗过敏治疗吗？

如果接受过抗过敏治疗，是什么样的过敏治疗？使用了多长时间？

实验室的食物过敏原检测阳性，不等于食物过敏。宝宝可能对某种食物过敏原的检测表现出阳性，但宝宝吃了那种食物后并没有出现过敏反应症状。这种现象并不奇怪，检测结果呈阳性反应，并不意味着宝宝进食这种食物后会发生过敏反应。通常情况下，当宝宝对某一特定食物过敏原检测为阳性时，宝宝同时又恰好对同一类食物曾经发生过过敏反应，医生才诊断宝宝有食物过敏反应。

（4）通过规避疑似过敏食物来判断

过敏医生为宝宝专门设计食谱，从餐饮中完全去除一种或一组食物2~6周后，观察症状是否得到改善。接下来，再次将这种或这组食物引入餐饮中，再次观察过敏症状是否反复。医生在给宝宝制订特殊食谱规避疑似过敏食物时，需考虑到宝宝营养问题，尤其是处于高速生长发育期的婴幼儿。

在实施规避疑似过敏食物期间，需要注意的是，宝宝所摄入的所有食物中，都不应该含有疑似过敏食物的成分。在给宝宝购买食品时，要仔细阅读食品标签，确保您所购买的食品中没有含疑似过敏的食物成分。也尽量避免购买含有牛奶、禽蛋、鱼、海鲜、树生坚果、花生、小麦、大豆这8种易过敏食物成分的食品。

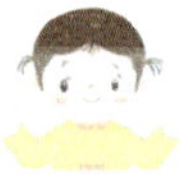

郑大夫小课堂

不要给宝宝做没有医学依据的过敏原检测

下列检测方法没有任何医学根据，也就是说这些方法的准确度没有保障，对诊断没有帮助，不能作为食物过敏的诊断依据。下列测试都是不建议使用的：

①免疫球蛋白G（抗体）血检；

②人体运动学或运动机能学；

③头发分析；

④白细胞测试；

⑤脉冲测试；

⑥生理皮肤电活动测试。

采取没有医学依据的检测方法，不但对食物过敏的诊断无意义，还有可能造成父母过度担忧。由于错误的阳性结果，使得父母对孩子限制很多食物，这对处于生长发育期的儿童来讲是非常不利的，甚至是有害的。过多的食物限制会导致儿童营养不良，严重影响儿童的生长发育。

（5）通过食物激发试验来判断

如果根据病史、体检和过敏原测试尚不能确定是否食物过敏，医生很可能会采取食物激发试验。给宝宝吃下少量的潜在的过敏原食物，观察10分钟~15分钟。如果没有出现过敏反应，再慢慢增加食物的量。就这样持续大约在90分钟以上。如果出现过敏反应征兆或症状，立即停止试验。

此方法需要在准备好医护人员和急救药物及设备的情况下进行，以备出现严重的过敏反应时，能够实施紧急抢救。

抗过敏药应该提前数日或数周停止使用。在测试前大约2小时不给宝宝吃喝任何食物。只有在接触食物后马上出现反应时才能考虑食物过敏，例如出现荨麻疹、神经血管性水肿和严重的过敏反应。

11. 常被误认为食物过敏的情况

任何由摄入食物引起的异常反应，都被认为是食物不良反应，并非所有对食物的不良反应都是源于过敏，还可源于食物不耐受、食物中毒、酶缺乏、食物厌恶等。食物过敏是食物不良反应中的一种，婴幼儿较为常见，婴幼儿仅仅摄入少量的某种食物后，就可能会发生异常反应。

食物过敏是一种涉及免疫系统的异常反应，如果食物反应不涉及免疫系统，则不被视为是食物过敏反应。可能是食物不耐受或厌食症，抑或是宝宝患有某些疾病。食物不耐受和厌食症不是由免疫系统引起的，这些食物不良反应导致的不适症状，要比食物过敏普遍的多，例如乳糖不耐受、胃食管反流、食物中毒等。

❖ 食物不良反应包括 4 层含义

（1）食物不耐受

食物不耐受是食物不良反应中最常见的类型，是摄入食物后引起的不正常的生理反应，不涉及免疫系统的过敏反应，通常表现为腹泻、胃痛、胀肚、呕吐。

食物不耐受的原因多为：食入被毒物污染的食物，含有酒精或咖啡因的食物，受细菌、寄生虫或病毒感染的食物或水。牛奶、葡萄酒、巧克力、味精、食品色素和亚硫酸盐等都是与食物不耐受有关的食品。

乳糖不耐受是因体内乳糖酶暂时不足，导致乳糖不能被完全消化利用，在肠道菌群的作用下，乳糖发酵，产生较多气体和有机酸，出现腹胀、腹部不适、大便次数多，含有较多水分，外观可见较多泡沫。

婴儿对牛奶蛋白不耐受可能引起各种反应，如湿疹、荨麻疹、神经血管性水肿、便秘、大便带血丝等。当去除牛奶蛋白后，大部分症状会消失，约 90% 以上的对牛奶蛋白不耐受的婴儿，到了 3 岁后会消失。

对于某些食品添加剂是否会引起不耐受还存在争议，有证据表明，味精会导致宝宝面红、头痛、腹痛和腹胀等症状。

（2）自身疾病

宝宝自身患有某一疾病时，也会出现食物不良反应，比如患有先天性幽门肥厚狭窄、患有原发性乳糖酶缺乏症、某些代谢性疾病或肝胆胰腺疾病等。

（3）厌食症

更多的是一种心理状态，对食物产生厌恶或恐惧。有时，对食物过敏的宝宝，会拒绝摄入引起过敏反应的食物，所以，有时非常难鉴别宝宝拒食是食物过敏，还是厌食症。

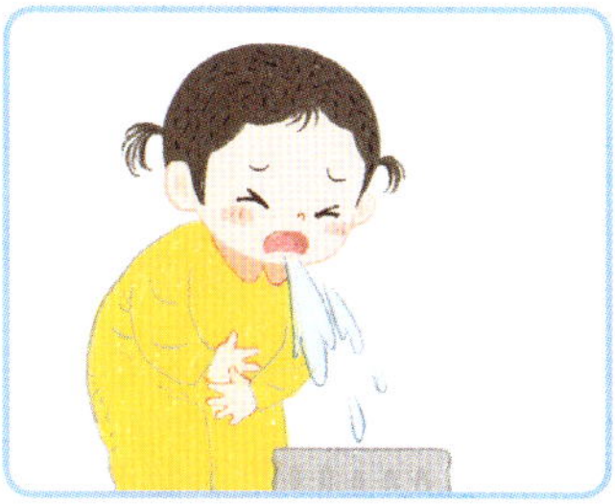

食物不耐受

儿童吃了他们不喜欢的食物，会出现生理症状，例如觉得恶心。当再次给宝宝这种食物时，会表现不喜欢，甚至拒绝进食。严格说，这不是真正的食物不耐受，然而对于宝宝而言，很难区分是食物不耐受还是厌食症。

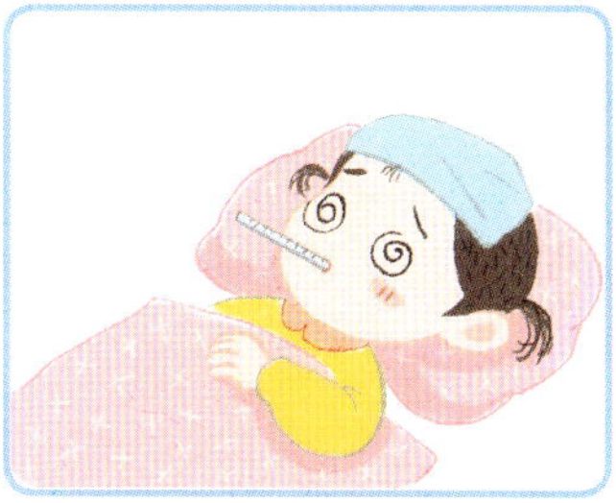

自身疾病

有时让宝宝感到不舒服的症状不是由食物引起的，比如，宝宝患病毒性肠炎时，会出现恶心呕吐腹泻腹胀等不适症状，进食任何食物都有可能加重胃肠不适症状，让宝宝感到更加难受，甚至引发更强力的呕吐。结果，宝宝可能会有较长一段时间拒绝进食曾经给他带来不适的食物。

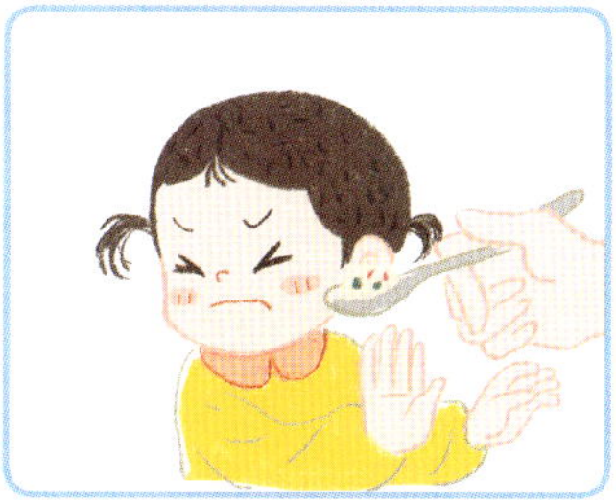

厌食症

（4）食物过敏

详细内容见前。

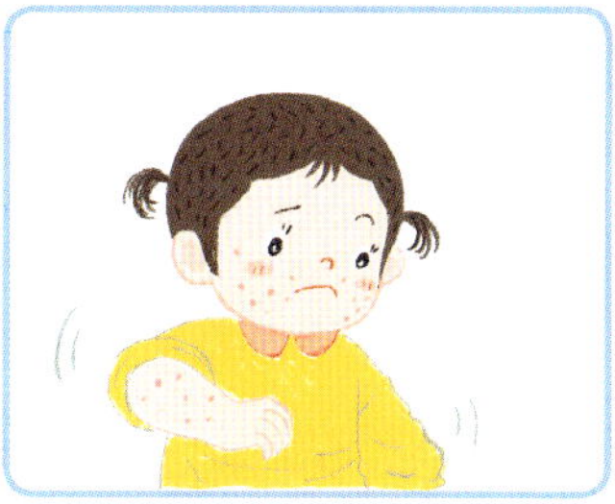

食物过敏

12. 食物过敏能治愈吗?

❖ 食物过敏最佳应对方法是什么?

食物过敏最好的应对方法就是：避开所有能够引起过敏反应的食物，以及含有过敏成分的食品。

迄今为止，针对食物过敏，还没有有效的治愈方法和药物。所采取的治疗方法主要是缓解过敏症状，减轻因过敏反应导致的种种不适。

❖ 如何确定过敏食物的规避时间?

有些过敏是可以随年龄的增长而消失，您需要定期看医生，确定宝宝是否仍然对某类食物过敏。如果已经消失，在医生指导下逐渐添加到宝宝膳食中。

宝宝对食物的过敏反应何时会消退？这常常取决于最初的反应严重程度。有的会一两岁后消失，有的等到青春期后才能消失，有的甚至延续到成年后。所以，一定要看医生后才能再次引入曾经发生过敏的食物。医生会决定引入的最佳时机。

牛奶、大豆、鸡蛋和小麦的过敏，大多属于短期过敏情况，一般在一段时间后会逐渐消失。比如，2岁后，绝大多数宝宝不再对牛奶或豆奶过敏，4岁后，对鸡蛋过敏也会基本消失，除非过敏情况比较严重，可能会一直持续到他们的青春期，症状才会逐渐好转直至消失。

花生、坚果、海鲜、鱼类的过敏，可能会持续很久，甚至终生过敏，需要采取积极的预防和治疗的手段。

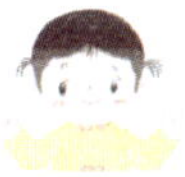

郑大夫小课堂

如果孩子食物过敏，您该如何做？

对于6岁以下的孩子：

• 您要让您的家人，包括看护人、幼儿园老师，全面了解孩子的过敏情况；

• 倘若您的孩子曾经发生过严重过敏反应，在您的孩子不会使用肾上腺素注射前，您和家人，包括看护人和老师，一定要学会使用肾上腺素注射方法；

• 如果您的孩子有明确的某种食物过敏反应，给宝宝购买食品时，请仔细阅读食品标签；

• 倘若宝宝有多种食物过敏，建议您咨询儿童营养师，防止由于规避多种食物出现营养不均衡。

对于6岁以上的儿童：

• 让孩子了解自己食物过敏情况，避免进食已经确定的过敏食物；

• 让孩子参加到管控他的餐食活动中；

• 鼓励孩子做一个食物标签侦探，教他认识标签上所列食物的科学技术名称；

• 积极解答孩子在进食前询问一些有关食物成分的问题；

• 解释为什么与同学交换食物是危险的；

• 让孩子的老师、同学和朋友了解他的食物过敏情况；

• 教会孩子应对致命性过敏反应的措施。

❖ 食物过敏的药物治疗

药物能够控制食物过敏引发的症状，但不能治愈食物过敏，现有的抗过敏药物都是对症处理，到目前为止，还没有一种药物可以彻底治愈过敏性疾病，且有些药物因不良反应不能长期使用。

（1）抗组胺药

一代抗组胺药扑尔敏和海拉明，可减轻过敏症状，不良反应是嗜睡、精神不振和口干。二代抗组胺药氯雷他定和西替利秦，可减轻过敏症状，仅有轻度嗜睡作用。一代抗组胺的药效时间短，白天服用因其嗜睡和精神不振副作用，导致孩子心情不佳，最好晚上睡前服用，如果需要白天服用，建议选用二代抗组胺药。

（2）糖皮质激素

激素类药氢化可的松、地塞米松和泼尼松等可用于治疗儿童各种过敏性疾病，但长期使用激素有较大副作用。

（3）白三烯受体拮抗剂

白三烯受体拮抗剂孟鲁司特钠，可抑制过敏反应，主要用于治疗儿童过敏性鼻炎症和支气管哮喘。

（4）钙补充剂

钙补充剂葡萄糖酸钙有抗过敏作用，钙离子能改善细胞膜的通透性，增加毛细血管致密性，使渗出减少,所以起到了抗过敏作用，通常用于荨麻疹和过敏性紫癜的辅助治疗。

（5）维生素

维生素C能降低毛细血管的通透性，也有轻微抗过敏作用，通常和维生素B1、维生素B6联合使用，常用于婴儿湿疹的辅助治疗。

抗过敏药物也有可能导致过敏，如果孩子在服用抗过敏药后症状不但没有减轻反而加剧，要考虑到是药物过敏，切莫以为是药量不足，擅自加大剂量，威胁到孩子健康。有些抗过敏药有耐药性，需要在专业医生指导下更换药物。

（6）肾上腺素

严重的致命性过敏反应，需要肾上腺素治疗。

孩子有过敏性疾病，父母需要了解治疗过敏的药物，但不能直接去药店购买，一定要在专业医生做出诊断，给出治疗方案，拿到医生开的处方再去购买，且要询问药剂师，服用药物的注意事项，以及可能出现的不良反应。

食物过敏儿童与非食物过敏儿童相比，患并发症（包括哮喘、过敏性皮炎、呼吸道过敏）的概率高出2~4倍，治疗方案必须考虑到这些症状。

13. 食物过敏会危及宝宝生命吗？

致命性食物过敏反应尽管发生率很低，一旦发生就会危及宝宝生命。所以，一旦您的宝宝被确定会发生致命性食物过敏反应，一定要严格限制可能引发过敏的食物过敏原，准备肾上腺素注射剂，在紧急关头实施救治。

致命性食物过敏反应发病快，症状重，严重的可出现过敏性休克。尽管发生率很低，但因它会危及宝宝生命。所以，认识严重的食物过敏反应，掌握救治方法是很有必要的。

❖ 致命性食物过敏反应的诊断标准

致命性食物过敏症状变化很大，很难认清，如果有如下3种情况中的一种，可能就是致命性食物过敏。

（1）症状在几分钟到几小时之内出现，面色苍白、脉弱、惶惑不安、失去知觉；

（2）接触到已经知道的过敏食物几分钟或几小时内，出现血压降低，导致无力或昏迷。

（3）接触疑似过敏原食物的几分钟到几小时之内，出现2个或2个以上下列症状：

①荨麻疹

②皮肤刺痒

③皮肤发红

④口唇肿胀

⑤舌头红肿疼痛

⑥眼睑水肿

⑦腹痛呕吐

⑧喉头水肿

⑨呼吸困难

⑩血压降低

❖ 如果您的孩子出现了致命性过敏反应，您该如何做？

立即给孩子注射肾上腺素注射液，推迟注射肾上腺素注射液会将宝宝置于危及生命的高风险状态。尽量让孩子处于直立或坐姿，倘若仰卧，让孩子的头抬高，当心呕吐和呼吸道被呕吐物堵塞。

注射完毕后，即刻拨打120寻求医疗急救，向救护人员简洁阐述孩子发生了致命性食物过敏反应，要求救护车紧急赶来，做必要的紧急处理后，强烈要求将孩子用救护车运往急救部门。

食物过敏危及生命的严重性取决于一系列因素，例如食入的量、食物的形式（熟的、生的、加工过的）、与其他一并摄入的食物之间的作用、不同年龄段的敏感性、在体内的吸收速度、宝宝是否存在其他症状，例如严重的湿疹或难以控制的哮喘病。要充分了解孩子的过敏情况，尽最大可能规避致命性食物过敏的发生。

如果父母曾经发生过致命性食物过敏反应，一定要当心宝宝发生致命性食物过敏反应的可能性！一旦确定您的宝宝有这种可能性，第一要规避过敏原，第二要随身携带肾上腺素注射液，一旦发生，立即注射。

要记住，致命性食物过敏反应重在预防！

14. 不同的食物所引起的过敏反应

任何食物都有可能引发过敏，但90%的食物过敏反应都是由少数几种食物引起的，如牛奶、鸡蛋、大豆、小麦、花生、树生坚果、海鲜、鱼。其中，牛奶、鸡蛋、大豆和小麦过敏多发生于婴幼儿；花生、树生坚果、海鲜、鱼过敏多发生于儿童。

实际上，食物不是婴幼儿和儿童的主要过敏原，食物诱发的过敏在儿童中并不多见。

❖ 牛奶蛋白过敏

牛奶蛋白过敏在婴儿中更普遍，在2岁以下的婴幼儿中，牛奶蛋白过敏发生率约2%，长大后就基本不过敏了。牛奶中最主要的过敏原是乳清蛋白和酪蛋白，有的婴儿会对酪蛋白过敏，有的会对乳清蛋白过敏，也有的对两种蛋白都过敏。

（1）如何确定宝宝是否对牛奶蛋白过敏？

• 确定宝宝摄入了含有牛奶蛋白的食物；

• 食入牛奶或含有牛奶蛋白的食物后，出现了一种或多种过敏症状，如荨麻疹、眼睑或口唇水肿、口周红疹、便秘或腹泻、便中带血丝、呕吐、湿疹、吸收不良、生长发育迟缓、贫血、肠绞痛等；

• 去除牛奶蛋白后，过敏症状减轻，甚至消失，再次进食牛奶或含有牛奶蛋白的食物后，过敏症状复发；

• 实验室检测。

上述几点可以帮助我们基本判断宝宝是否有牛奶蛋白过敏，但实际上，牛奶蛋白过敏的诊断并不像想象的那么容易。

（2）宝宝对牛奶蛋白过敏怎么办？

如果您的宝宝对牛奶蛋白过敏，又需要奶粉喂养时，首选氨基酸配方粉，次选深度水解蛋白配方粉。不建议首选深度水解蛋白配方粉，更不建议首选适度水解蛋白配方粉。对牛奶蛋白过敏的婴儿，对其他哺乳动物奶，如羊奶也存在过敏风险。不要选择低乳糖或无乳糖配方粉，除非医生诊断宝宝有乳糖不耐受。

（3）何时可以转换到普通配方奶粉呢？

如果开始选择的是氨基酸配方粉，可在进食氨基酸配方粉6个月

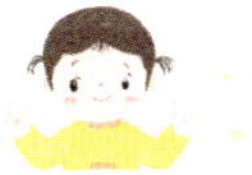

郑大夫小课堂

婴儿腹痛与牛奶蛋白过敏

临床研究表明，牛奶蛋白过敏是引起婴儿腹痛的主要原因，调查显示约有70%的婴儿腹痛与摄入牛奶蛋白有关。临床实践显示，在患有婴儿腹痛的宝宝食物中，去掉牛奶蛋白，多数婴儿腹痛缓解，当再次进食含有牛奶蛋白成分的食物时，婴儿腹痛症状会再次发生。

医学家研究发现，奶牛因感染细菌或病毒等微生物，产生免疫性抗体。这些抗体分布于奶牛身体组织中，包括乳腺组织，因此牛奶中也就自然带有这些抗体。婴儿喝了含有这些抗体的牛奶后，也会因不适而发生腹痛。故婴儿不能喝生鲜牛奶。

后，尝试逐步更换到深度水解配方，在更换期间如果出现过敏反应，请立即停止更换，继续氨基酸配方粉喂养6个月后再尝试更换。如果在更换过程中再次出现过敏，需继续氨基酸配方粉喂养1年后再尝试更换。如果更换成功，可在3个月后，再尝试逐步更换到适度水解配方粉，方法同前，更换成功3个月后，再尝试逐步更换到普通配方粉。

（4）牛奶蛋白过敏宝宝添加辅食需注意什么？

对牛奶蛋白过敏的婴儿通常还会对某些食物过敏，在添加辅食时，要适当推迟添加易过敏食物，如蛋黄可推迟到8月龄后，蛋清可推迟到12月龄后，大豆和小麦可推迟到24月龄。

（5）哺乳期母亲需注意什么？

哺乳期的母亲饮用牛奶后，会有微量牛奶蛋白进入母乳中，可能会使对牛奶蛋白过敏的婴儿产生过敏反应，但罕见产生严重的过敏反应。所以，如果宝宝对牛奶蛋白过敏，哺乳期母亲并不一定要规避牛奶，除非妈妈进食牛奶后，确实引发了宝宝过敏反应，妈妈才需要规避牛奶。

（6）牛奶蛋白过敏是终生的吗？

对牛奶蛋白过敏的宝宝，会随着月龄的增加逐渐缓解。所以，如果您的宝宝被确定是牛奶蛋白过敏，并不意味着永远不能进食牛奶和含有牛奶成分的食物，但什么时候不再过敏，存在个体差异，有的2岁左右就不过敏了，有的要到5岁以后才能耐受牛奶蛋白。对牛奶蛋白过敏也不总是持续和线性的，有的宝宝会在过敏消失后很长一段时间，再次出现过敏情况，有的宝宝原本对牛奶蛋白不过敏，但在某一时间段突然对牛奶蛋白过敏了。

如果专业医生给您的宝宝做出了牛奶蛋白过敏的明确诊断，请您一定要按照医生的医嘱去做，规避牛奶蛋白和所有含有牛奶蛋白成分的食物，有序更换配方粉和添加含有牛奶蛋白成分的食物。

❖ 禽蛋过敏

禽蛋过敏较多发生于婴儿期，幼儿期对禽蛋的敏感性减轻，4岁后禽蛋过敏的就很少了，不会对禽蛋终生过敏。

（1）先添加蛋黄，后添加蛋清

给宝宝添加辅食时，首先要添加不易过敏的米粉、菜泥和果泥，再添加易过敏的禽蛋、大豆和小麦。禽蛋中最主要的过敏原是卵清蛋白，卵清蛋白大量存在于蛋清中，蛋黄中含量低，故先添加蛋黄，后添加蛋清。

（2）有湿疹和其他过敏症时的添加

如果宝宝有湿疹或其他过敏症，添加禽蛋的月龄可适当推迟，推迟到什么时候，需要根据孩子具体情况而定。

通常情况下，如果宝宝湿疹不是很严重，可推迟到8个月以后，尝试添加，从1/8个蛋黄开始，若未出现过敏反应，原有湿疹也未加重，可继续添加，逐渐加量，1岁以后再添加蛋清。如果出现了过敏反应，或使原有湿疹加重，请立即停止添加，推迟到1岁以后再尝试少量添加蛋黄，蛋清添加推迟到2岁。如果再发生了过敏反应，蛋黄添加推迟到2岁以后，蛋清添加推迟到4岁以后。

很多父母给孩子添加辅食时，会首选鸡蛋，虽然蛋清蛋白的营养很高，却对一些婴儿来说不适应，表现出皮疹、湿疹或原有湿疹加重等症状，严重的还会出现皮疹处水肿、腹泻等。

如果宝宝曾因摄入禽蛋而发生过致命性过敏反应，何时可以添加，要咨询过敏医生。

有以下症状的宝宝，应慎重添加禽蛋

曾患过湿疹、哮喘、荨麻疹等过敏性疾病；

父母是过敏体质；

添加禽蛋时发生了严重的过敏反应。

（3）禽蛋过敏与疫苗接种

对禽蛋过敏的宝宝接种疫苗是安全的，哪类疫苗需要谨慎接种，哪类疫苗需推迟接种，需要咨询过敏专业医生和免疫接种人员。

❖ 小麦蛋白过敏

小麦与黑麦和大麦之间有交叉过敏反应，即如果宝宝对小麦过敏，也可能会对黑麦或大麦过敏，有报道称，小麦与草粉和花粉也存在着交叉过敏反应。过敏症状主要表现在皮肤上，如湿疹和荨麻疹。对小麦过敏的宝宝，需要在食物中去除所有含有小麦成分的食品。小麦过敏会随着年龄增加逐渐减轻到完全耐受，极少会持续到学龄期。

❖ 大豆蛋白过敏

大豆过敏发生率比较低，引起的过敏症状也比较轻，且多数在3岁以后就不再过敏了。如果您的宝宝对大豆过敏，请去除所有含有大豆成分的食物，包括压榨的大豆油。

❖ 海鲜过敏

来自新加坡的患病率调查显示，海鲜过敏患病率约10%。海鲜包括虾蟹、蜗牛、蚌类、牡蛎、扇贝、蛤、鱿鱼和章鱼。海鲜之间存在着交叉过敏反应。虾中所含的过敏原可以在尘螨和蟑螂中检测到，因此，对尘螨和蟑螂过敏的儿童，可能同样会对海鲜过敏。对海鲜过敏可持续到青少年时期，甚至到成人后。

有以下情况应慎重进食海鲜

患有湿疹、哮喘、荨麻疹等过敏性疾病；

父母对海鲜过敏或父母双方都是过敏体质。

❖鱼类过敏

鱼类过敏多发生在幼儿期及以后，很少会发生在婴儿期。对鱼类过敏甚至可以延续到青少年期。

包括中国在内的亚洲儿童，对鱼类过敏的发生率要远低于欧洲和美国。鱼类繁多，在欧洲和美国，最容易引起过敏的是鳕鱼，其次是鲑鱼和金枪鱼，还有某些热带鱼，如鲳鱼和马鲅鱼。可喜的是，经过蒸煮炖的鱼和冻干的鱼，鱼蛋白中的过敏原可被破坏，失去其致敏性。所以，您的宝宝如果对鱼过敏，请不要给宝宝吃鲜的生鱼片。

鱼含有宝宝大脑发育所需的多种营养素，其蛋白质也很优良，所以很多父母会在宝宝8个月左右，给孩子添加鱼肉辅食。如果宝宝有严重的湿疹，添加鱼肉时，要仔细观察，出现过敏反应时，及时停止喂食，并向专业医生咨询。不要给宝宝吃生鱼，如果对鱼肉过敏，可改为添加畜类和禽类肉，补充由于不能添加鱼肉而欠缺的蛋白质。

❖树生坚果

对坚果过敏的宝宝比较少见，在树生坚果中，最常引起过敏的有核桃、腰果、杏仁、开心果和榛子，这些坚果之间存在着广泛的交叉过敏反应。对树生坚果过敏可持续到青少年期，甚至成人后。

即便宝宝对坚果不过敏，在添加时也要警惕，千万不能给4岁以下的宝宝吃整粒坚果，以免引发气管异物，导致窒息，危及生命。一定要把坚果研磨成粉末状，调成糊或放到粥中或面食里食用。

❖花生过敏

花生过敏多发生在欧洲和美国，在亚洲较少发生。但总体来说，花生过敏的人群相对很少，有调查显示在千分之一以下。具体原因不明，可能与特定地区人群的免疫耐受性有关。

（1）花生过敏症状

花生过敏是速发型过敏反应，通常在进食半小时内发生过敏反应，危险程度比较高，主要症状有：

面部水肿、口腔溃疡、皮肤风团疹；

咳嗽、哮喘；

喉咙肿胀，严重时可发生急性喉头水肿，导致窒息，危及生命；

血压降低、导致休克。

（2）以下情况慎食花生

父母或兄弟姐妹中有对花生严重过敏的；

曾经出现过比较严重的过敏症状，如重度湿疹，过敏导致的喉头水肿呼吸困难等；

已被诊断对某一食物过敏；

有家族过敏史，如哮喘、湿疹、过敏性鼻炎；

母亲对花生过敏的，在哺乳期间，进食花生或含花生的食品需格外谨慎。

有以上几种情况时，给宝宝喂食花生和含有花生成分的食物前，要向过敏医生咨询。

（3）花生过敏后果严重

花生过敏的后果是食物过敏中最为严重的，是食物过敏中导致死亡人数最高的一种，几乎占据了食物过敏死亡病例中的90%。对花生过敏的人，哪怕是吃下极为微量的花生或含有花生成分的食物都会引发严重的过敏反应。现在很多食物的成分标注是不明的，父母可能会为孩子误选了含有花生成分的食物。精炼花生油对花生过敏的宝宝是安全的，压榨花生油会含有少量过敏原。花生过敏后果严重，故建议：如果您的孩子有严重的花生过敏史，在不能确定食物中是否含有花生的时候，请不要给孩子喂食。

（4）花生过敏与吃下花生的量有关吗？

对花生有严重过敏反应的，哪怕食入极少量的花生，都有可能引发过敏。所以，如果确定了您的宝宝对某一食物过敏，医生嘱咐您要完全规避一段时间，您切莫自作主张，还未到限定时间，就加一点点试试看，这样会让宝宝对这种食物过敏的时间更长，过敏程度或许会更严重。

花生过敏可引发严重的过敏反应，甚至出现休克、窒息等危及生命的症状，如果医生确诊了您的孩子花生过敏，一定要最大限度地规避花生和含有花生成分的所有食物。

（5）花生过敏的儿童会对花生油过敏吗？

如果宝宝对花生过敏，会同时对花生油过敏吗？如果在加工过程中，把花生中的蛋白全部去除了，发生过敏的概率就几乎为零了。如果在加工过程中，没有除掉花生中的蛋白，也就是说，食用油中仍含有一定量的花生蛋白，也可能会导致过敏。

花生过敏是由花生中的蛋白质触发的，使用正确的精炼工艺加工的花生油，经过了严格的提纯，去除了花生蛋白。所以，从理论上来说，对花生过敏的儿童，食用花生蛋白含量为零的花生油不会发生过敏反应。

如果您的孩子对花生有严重的过敏反应，在购买花生油时，一定要确认，您所购买的花生油中的花生蛋白含量为零。在购买含有花生油的食品时，同样要确定所使用的花生油中不含花生蛋白。

另外，花生油的加工温度对过敏也有一定影响：非精炼花生油（加工时的最高温度54℃）致敏性最高，其次是63℃~93℃的非精炼花生油，致敏性最低的是经过脱色、除味、温度在230℃~260℃的精炼花生油。

（6）花生烹饪方法对过敏的影响

烘焙花生比水煮花生、生花生和煎炸花生更易过敏，是因为在加热过程中蛋白质发生反应，生成了更多的可导致过敏的物质。而水煮花生时，其中所含的过敏原溶解到水中，从而降低了花生的过敏性。花生粉和花生酱并不能降低花生的致敏性。

❖ 食品添加剂与宝宝过敏

成品食品中，常会含有食品添加剂，如防腐剂、食物色素、香料等。尤其是儿童食品，为了儿童的喜爱，会制作成不同颜色、不同口味的食品。

所有食品添加剂在使用前都经过了食品监督机构严格的安全检测，食品标签上通常会有明确的标注，有少数儿童对某些食品添加剂会产生不良反应，所以，如果您的孩子有食物过敏史，在给孩子购买食品时要仔细阅读食品标签，确保您购买的食品中不含过敏成分。

15. 食物过敏儿童的日常饮食管理

如果您的宝宝有食物过敏史或食物过敏倾向，您需要用心避免食入过敏性食物，精心计划，小心谨慎的设计菜单，避免食物交叉作用，仔细阅读食品标签，警惕隐含的过敏原（注意识别一种食品的多个名称）。

避开易过敏食物，不仅仅要考虑吃进去的食物，还要考虑到接触和吸入的食物中的易过敏成分，如涂抹含有非精炼坚果油的保湿剂诱发的食物过敏。加热可使大多数食物的致敏原性减低，所以要少给孩子喂食生冷食物。通过改变食物的加工方法，可避免食物过敏的发生，如用煮花生取代烤花生。

要真正完全避开食物过敏原并不那么容易，尤其是在外面吃饭时，或购买的食品标注不清时。但是，如果您什么也不做，对于有食物过敏的宝宝来说，无异于让孩子处于更大的险境之中。

❖ 让家中人知晓孩子食物过敏情况

告知家里所有人有关孩子食物过敏的情况，包括保姆和短期来家做客的亲戚朋友。如果他们给您的孩子购买了食品，请仔细确认零食中不含有可能会导致您孩子过敏的成分。如果有小朋友来家里玩，您要询问小朋友是否带来了零食，您友好地请求小朋友让您看一下零食标签，是否含有会导致您孩子严重过敏的成分。

❖ 尽量在家做饭给孩子吃

制作餐食时，当心食物过敏原在食物间的渗透，制作过易过敏食物的炊具和装过易过敏食物的餐具都要彻底清洗，60℃以上热水或洗洁精洗涤清洗厨具和和餐具清除绝大部分食物过敏原。清理厨房台面和餐桌时，要用清洁的抹布，可用热水、洗洁精或皂液洗涤抹布，不要用含有酒精成分或抗菌成分的洗手液洗涤厨具、餐具、抹布和手。如果您的孩子对某一食物发生过致命性过敏反应，最好准备一套孩子专用炊具和餐具。

❖ 外出吃饭时

外出就餐，要告诉所去的地方的主人，孩子有食物过敏史，请求给孩子烹饪没有过敏原食物的菜肴。如果你带孩子乘坐飞机或火车出行，要检查就座区域，是否有导致您孩子过敏的食品。

❖ 学会阅读食物标签

如果您的孩子对某种食物过敏，您和家人学会阅读食物标签是非常重要的。当您和您的孩子购买食品时，每一次都要看一下标签上的成分，因为，相同的食品也会随时间而变化。接受亲戚朋友馈赠的食品后，要仔细阅读食物标签，确保不含有可能会引发孩子过敏的食物成分。孩子到了学龄期，父母要教会孩子自己阅读和理解针对食物过敏的食物标签。

各国对食品标签的立法不同。在美国，食物过敏原标识规定，要明确标示出8种食物过敏原：牛奶、禽蛋、鱼、海鲜、树生坚果、花生、小麦、大豆。除所列8种过敏原食物外，其他潜在过敏原也可能会在食物标签上以含糊的名称列出，例如，芝麻可能以调料、天然调味剂或人工调味料的名称列出。

也要留意替代食品，这类食品通常是去除了脂肪或其他食物成分，但过敏原蛋白可能没有被除掉。例如，禽蛋替代品，胆固醇含量降低了，还含有白蛋白（也称清蛋白）。

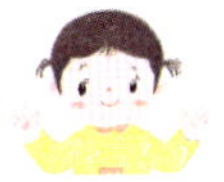

郑大夫小课堂

如何给婴儿选购奶粉和米粉

如果确定宝宝对牛奶蛋白过敏，要选择不含牛奶蛋白的氨基酸配方粉或深度水解蛋白配方粉。在食物标签中，含有牛奶蛋白成分时，可能被标为含有乳清蛋白、乳铁蛋白或干酪素。含有鸡蛋蛋白成分时，可能被标为含有卵磷脂、鞘磷脂或胆固醇。父母在购买时要学会辨别，如果看不明白食物标签，请向服务员咨询，如果服务员不能给出明确解答，可把标签拍照下来，向专业医生询问。

购买婴儿米粉时，要购买不含牛奶、禽蛋、大豆和小麦成分的米粉。建议购买原味婴儿米粉，不购买蔬菜米粉、牛肉米粉、鸡肉米粉、高蛋白米粉等婴儿米粉——这些米粉可能含有易致敏食物成分或食品添加剂、香料等。对于有食物过敏或其他过敏性疾病的婴儿来说，这可能会带来过敏高风险。

如果需要购买高铁米粉，要仔细阅读食物标签，所添加的是铁元素，还是食物源铁，如动物肝脏、蛋黄、牛肉或其他高铁食物。因为，宝宝很可能对这些成分过敏，却被认为是对米粉过敏。

在辅食添加初期，婴儿米粉是主力军，如果错误地认为宝宝对米粉过敏，选择了麦粉，而小麦正是这个月龄段的宝宝容易过敏的食物。这样一来，宝宝就可能面临过敏风险。

某一食品并不含有某种过敏原成分，但在加工时，所使用的设备曾经接触过这种过敏原成分，食品加工商可能会使用某些用语，提示消费者，此食品可能含有某种过敏原。例如，某款蛋糕不含坚果，但制作蛋糕的烤箱曾经烤制过含有坚果的蛋糕，生产商就会使用“可能含有坚果”或“在加工过含有坚果蛋糕的烤箱上烤制”等。

❖ 避免触碰食物过敏原

如果宝宝对某一食物过敏，皮肤接触这种食物后，可能会出现局部过敏反应，表现为接触部位红肿或红疹。比如，喂食宝宝杧果泥后，口周出现很多红疹，皮肤发红，甚至口唇肿了起来。如果宝宝手触碰到过敏原食物，再用手揉眼睛，揉鼻子，或吸吮手指，也有引起局部过敏反应的可能。如果宝宝对某一食物过敏，且高度敏感，吸入小的过敏食物颗粒，也有触发过敏反应的可能。

❖ 学会致命性食物过敏的施救方法

如果您的孩子曾经发生过致命性食物过敏反应，或者对某一食物有严重的过敏反应史，不但要规避相应的过敏原，家人和孩子还要学会一定的急救方法。

• 父母和家人熟练掌握肾上腺素注射液的使用方法，当孩子出现过敏反应时，要立即给孩子注射肾上腺素注射液（EpiPen® or EpiPen Jr®），然后拨打急救电话，寻求紧急救护；

• 如果孩子上了幼儿园或小学，要让看护他的老师学会辨别致命性过敏症状，能够在第一时间给孩子注射肾上腺素；

• 如果您的孩子已经年满6岁，要教会孩子辨别致命性过敏症状，一旦发生过敏，在最初感觉不好时，尽快给自己注射肾上腺素（每次外出都必须随身携带有自动注射器的肾上腺素注射液，并且放到很容易就能够取到的地方），如果自己无法实施，要及时呼叫身边的人帮助；

• 带孩子外出，要随身携带肾上腺素注射液，以备急需。

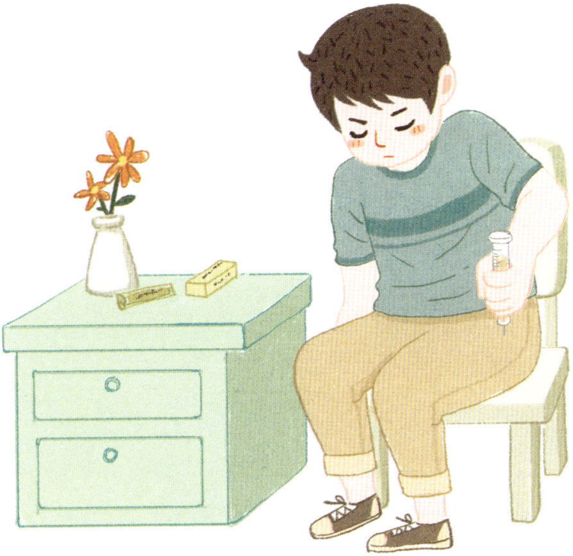

❖ 哺乳期妈妈的日常饮食注意

如果您的孩子被确诊对某一食物过敏，哺乳期妈妈要规避可引发宝宝过敏的食物。如果妈妈吃了某一食物，宝宝很快出现了过敏症状，如荨麻疹、湿疹或原有湿疹加重、大便带血等，要向专业医生咨询，询问是否需要停食这种食物，停食多长时间，以及如何保证营养素摄入，保证乳汁质量。

❖给宝宝添加辅食有方法

（1）添加辅食前咨询专业医生

已被确诊为食物过敏的宝宝，或有严重湿疹的宝宝，或家庭中有食物过敏成员，在添加辅食前，要向专业医生咨询的问题：在辅食添加期，需要规避哪些食物，规避多长时间？哪些辅食需要延迟添加？延迟多久？不能添加的辅食由哪种辅食替代，以保证婴儿的营养均衡？

（2）每次只添加一种新的辅食

在辅食添加期间，父母和看护人要十分谨慎，每添加一种新的食物，都要仔细观察3~5天，一旦发现过敏症状，立即停止添加，及时向医生咨询：此种食物引发的过敏如何处理？需要停食多长时间？有哪种食物与之类似，需要同时停食？有无可替代辅食？原有食物是否继续添加？是否需要做实验室食物原检测或食物激发试验？

（3）给宝宝添加菜泥时

最好自制，每次只做一种菜泥，不添加任何辅料。这样做的好处是，当宝宝出现过敏症状时，您很清楚地知道给宝宝做了什么食物，帮助您和医生分析宝宝是对哪种蔬菜过敏。自制菜泥时，一定要保证成泥状，不能还有菜叶，哪怕很小的菜叶。因为，宝宝不能把菜叶研磨成泥糊状，也不能把菜叶直接吞咽下去。如果菜叶贴在宝宝口咽部，宝宝会用小手去抠引发呕吐，这会让宝宝有不良的进食体验，当再次喂食此类食物时，宝宝会凭借以往不愉快的进食经历而拒绝吃您给宝宝准备的餐食。

（4）给宝宝添加果泥时

自制是最好的，每次只给宝宝做一种果泥，不添加其他成分。大多数水果都比较甜，而婴儿天生喜甜，宝宝有香甜可口的果泥经历后，很有可能会拒绝味道不那么香甜，甚至有些苦涩的菜泥，尤其是青菜泥。为了规避这样的情况发生，可以尝试在果泥中加入菜泥，降低果泥甜度。

（5）给宝宝添加肉泥时

首选含油脂比较低的牛肉泥，其次是鸡肉泥、羊肉泥和猪肉泥。婴儿对动物油脂的消化能力弱，进食高脂食物后，会出现消化不良、大便异常的情况，可能会误认为宝宝对肉食不能耐受或过敏。所以，给宝宝做肉泥时，建议先放到沸水中焯，降低油脂。给婴儿自制肉泥，一定要确保成泥糊状，宝宝才能吞咽下去。

（6）给宝宝添加鱼泥时

在人们的印象中，鱼是易过敏食物，对鱼过敏的人似乎不少。所以，有的父母在给宝宝添加鱼类食物时很保守，尤其是宝宝患有过敏性疾病或有过敏家庭史时，在婴儿期几乎不敢给宝宝添加鱼类食物，甚至到了幼儿期也不敢添加。事实上，婴儿对鱼类过敏发生率比较低。

如果您的宝宝到了添加肉类辅食月龄，并没有未痊愈的重度湿疹，并且父母和兄弟姐妹中没有发生过致命性食物过敏，那么，您的宝宝对鱼过敏的概率极小。

容易引起鱼类过敏的有鳕鱼和鲳鱼，如果担心宝宝可能会对鱼类过敏，可先选择其他鱼。生鱼蛋白引发过敏的可能性要远远高于煮熟

添加辅食有方法

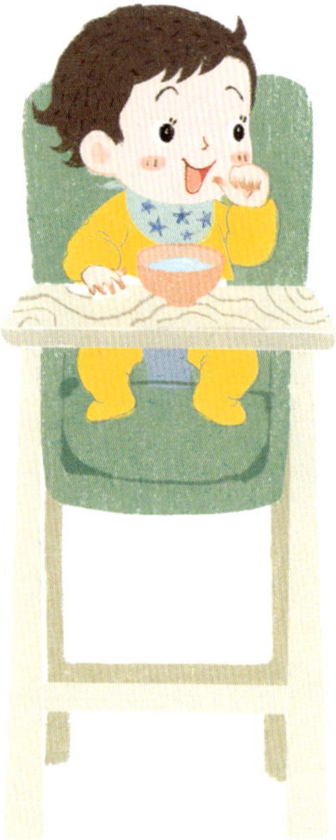

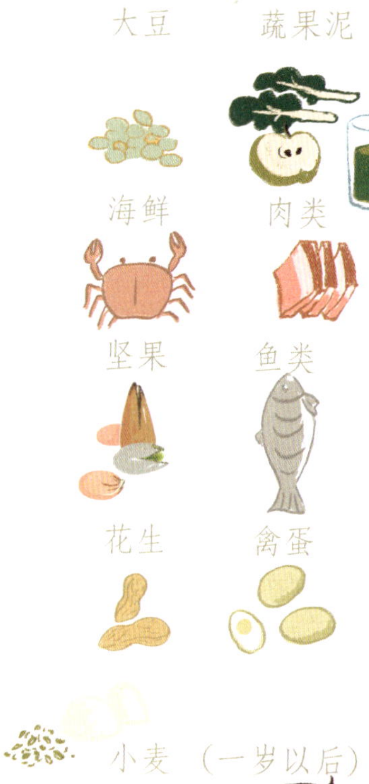

每次先少量添加一种辅食，观察是否有过敏表现，一切正常，则可以逐步增加辅食量，如果发现过敏反应，应立即停止添加，并向医生咨询。

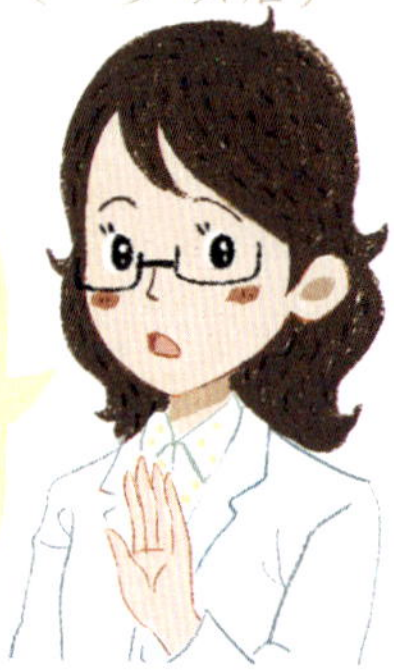

的鱼蛋白，所以给宝宝添加鱼泥时，一定要熟透，切不可给宝宝吃生鱼或未煮熟的鱼肉。

（7）给宝宝添加禽蛋时

如果宝宝有食物过敏倾向或患有湿疹，可考虑在宝宝满8个月时添加，在添加蛋黄期间，不给宝宝进食任何婴儿期易过敏的食物，且在添加蛋黄期间，不给宝宝添加任何从未添加过的食物。

先从极小量开始添加，可小到小米粒大小，观察3~5天，如果没有出现食物过敏症状，可逐渐增加，直到整个蛋黄。在添加过程中，一旦出现过敏症状，立即停止添加，向专业医生咨询。

禽蛋是婴儿期易过敏食物，随着月龄增加，对禽蛋过敏程度逐渐减轻，直至完全耐受。

蛋清中含较多过敏原，蛋黄中含量小。所以，先添加蛋黄，后添加蛋清。如果您的宝宝添加蛋黄时即发生了禽蛋过敏反应，要根据专业医生建议，适当推迟蛋清添加时间。

烹饪鸡蛋时，卵清蛋白可飘浮在空气中，如果宝宝对卵清蛋白有严重的过敏反应，尽管已经完全禁食鸡蛋，过敏症状却仍然存在，很有可能与厨房中飘浮的卵清蛋白被孩子吸入体内有关。

（8）给宝宝添加小麦时

辅食添加初期，添加谷物主要是米粉，待宝宝能吃颗粒食物后，开始添加软米饭，1岁以后开始添加麦类食物，如面条、面片、疙瘩汤或馄饨、饺子、包子、馒头、烙饼或零食面点。小麦过敏多发生在婴儿期，随着年龄的增加，宝宝对小麦过敏的概率逐渐降低，很少会延续到学龄期。所以，如果宝宝有食物过敏倾向，或家庭中有小麦过敏成员，在添加麦类食物时要注意观察有无过敏反应。

对小麦过敏的宝宝，需要在食物中去除所有含有麦类食物的食品，包括黑麦和大麦。

如果宝宝对小麦过敏，而您已经在宝宝的食物中去除了所有麦类成分，宝宝的过敏症状仍然存在，考虑一下，宝宝是否会对草粉或花粉过敏呢？因为小麦与黑麦、大麦、草粉和花粉之间存在着交叉过敏反应。

放置较久且未密封的面粉，极易混有尘螨，如果恰好宝宝对尘螨过敏，进食这样的面粉，发生了过敏反应，很有可能被误认为是小麦过敏。

（9）给宝宝添加大豆时

大豆是婴儿期可能会发生过敏的食物。但是，大豆蛋白过敏发生率很低，引起的过敏症状也比较轻，3岁以后几乎不会再对大豆过敏。如果您的宝宝对大豆过敏，请去除所有含有大豆成分的食物，包括压榨的大豆油。

建议婴儿期不添加大豆食物，是因为大豆蛋白有引发宝宝食物过敏的可能，尤其是患有严重湿疹和其他过敏症的宝宝。1岁以后，建议少食大豆食物，是出于大豆食物会引发宝宝腹胀的可能。

如果您的宝宝没有食物过敏倾向，也没有患其他过敏症，进食大豆食物后没有出现腹胀等不适情况，就无须控制大豆食物的摄入，按照膳食宝塔合理搭配即可。给宝宝进食大豆食物，以豆浆和豆腐为首选。

（10）给宝宝添加海鲜时

海鲜是年长儿易过敏食物，从理论上讲，婴儿期是可以给宝宝添加海鲜的，但多限于虾泥和扇贝泥，其他海鲜很少会在婴儿期添加。有的父母会在宝宝八九个月时即添加虾泥，会在1岁左右添加扇贝泥，少见过敏反应，但需要保证给宝宝所食的虾或扇贝是新鲜的，一旦不新鲜，极有可能出现食物中毒，出现呕吐腹泻，甚至导致细菌性肠炎，出现发热和血便。所以，购买活的海鲜，回到家后立即烹饪比较有保证。

海鲜需要在极新鲜的情况下进食，一旦储存方法不当，极易受到污染，发生严重的食物中毒反应。有时，会把食物中毒反应误认为是食物过敏。

如果您的宝宝患有湿疹、哮喘、荨麻疹等过敏性疾病，或者父母对海鲜过敏，要谨慎给宝宝添加海鲜，建议添加前向专业医生咨询相关事宜。如果您的孩子进食海鲜后发生了严重的过敏反应，如呼吸困难、休克或严重的血管水肿，一定听从专业医生的医嘱，严格规避海鲜食物，切莫心存侥幸。

海鲜之间存在着交叉过敏现象，即对虾过敏的宝宝，很可能对蟹也会产生过敏反应，对蟹过敏，有可能对蜗牛、蚌类、牡蛎、扇贝、蛤蜊、鱿鱼和章鱼过敏。

海鲜过敏可持续到青少年期，甚至到成人后。

（11）给宝宝添加坚果时

如前所述，给宝宝添加坚果时，要注意交叉过敏反应，和研磨成粉的喂养。

（12）给宝宝添加花生时

花生过敏的人群相对很少，但花生过敏结果严重，所以，如果您的孩子曾经患有或目前仍持续存在严重的湿疹或对鸡蛋过敏，在辅食添加前，应向专业医生咨询：何时可以喂食含有花生的食物，喂食后多长时间去医院进行过敏原测试，确定宝宝是否对花生过敏。倘若父母或兄弟姐妹有严重花生过敏史，给宝宝要谨慎添加。

如果医生确诊了您的孩子花生过敏，一定要最大程度地规避花生和含有花生成分的所有食物，在不能确定食物中是否含有花生的时候，请不要给孩子喂食。

16. 食物诱发的特定过敏反应有哪些？

过敏反应家庭史和湿疹是食物过敏的危险因素。食物过敏反应的严重程度受多种因素的影响。与哮喘共存的食物过敏反应是最常用于鉴别严重过敏反应的因素之一。

《美国食物过敏的诊断与管控指导准则》中指出：食物过敏可以与哮喘、湿疹、嗜酸性食道炎、运动诱发的致命性过敏反应共存。哮喘患者出现食物过敏，会使哮喘恶化。食物可能是运动诱发的致命性过敏反应的触发剂。对于敏感个体，避开食物过敏原能够改善某些并发症的症状。对于婴儿来说，食物过敏与湿疹密切相关，当对某一种食物耐受时，再次摄入该食物时，就不会再次出现湿疹或使湿疹恶化。对于儿童来说，食物过敏与严重哮喘有关，哮喘可与食物过敏伴随。

食物诱发的特定过敏反应	
(1) 食物诱发皮肤过敏反应	①急性荨麻疹 ②血管性水肿 ③湿疹 ④接触性皮炎 ⑤接触性荨麻疹
(2) 食物诱发胃肠道过敏反应	①胃肠道超敏反应 ②嗜酸性食道炎 ③嗜酸性肠胃炎 ④食物蛋白诱发的过敏性直肠结肠炎(AP) ⑤食物蛋白诱发的小肠结肠炎(FPIES) ⑥口腔过敏综合征(OAS)
(3) 食物诱发呼吸道过敏反应	支气管哮喘
(4) 食物诱发致命性过敏反应	

❖ 食物过敏与湿疹

食物过敏可以与湿疹共存，更多出现在严重湿疹的幼儿中。食物过敏在婴儿湿疹中的作用更大，湿疹婴儿食物过敏的发生率估计为40%，严重湿疹婴儿食物过敏发生率可高达70%。

与湿疹有关的食物		
婴儿	学龄前儿童	青少年
牛奶 鸡蛋	牛奶 鸡蛋	花生 坚果
小麦 大豆	花生 坚果	贝类 芝麻
	贝类 芝麻	水果 燕窝
	水果	

❖ 食物过敏与荨麻疹

食物是导致荨麻疹的常见原因，引起荨麻疹常见的食物有花生、坚果、海鲜、小麦、黄豆和某些水果，如香蕉、猕猴桃和荔枝。

❖ 食物过敏与嗜酸性食道炎

1962年发现首例嗜酸性食道炎（EOE），发病率为0.9‰~2.0‰。多数是由于一种或多种食物过敏原引起，如牛奶、小麦、大豆。主要表现有吞咽困难、食物嵌塞、疼痛。与遗传性密切相关，详细的家族病史是准确诊断的关键。内窥镜食道活组织检查是EOE唯一可靠的诊断办法。但反复做内窥镜检查会使儿童付出很大的身心代价。

避免食用牛奶、大豆、小麦、禽蛋、花生、树生坚果、鱼、海鲜，坚持6周，即可减轻患病儿童的临床症状。之后，可以慢慢再次引入这8种食物，避食期间，可以富含营养的流食补充每日所需膳食和营养素。

皮质激素类药对食物过敏患者有效率为90%以上，但也仅仅是缓解症状而已，并不能治愈EOE，停止服用这类药物，复发是必然的。长期服用副作用不可避免，局部长期使用会出现鹅口疮或其他疾病。

❖ 食物过敏与小肠结肠炎、直肠结肠炎、直肠炎

食物蛋白诱发的过敏反应，可导致小肠结肠炎或直肠结肠炎、直肠炎，多见于婴儿期。其特点是发病慢，症状持续时间长，多数情况下会引起消化系统症状，例如呕吐、腹泻、腹痛、便秘和便血。出生后即以婴儿配方奶粉喂养的婴儿更易发生。母乳喂养的婴儿也可能发生。如果婴儿对禽蛋、谷物和大豆等食物过敏，当这类食物蛋白频现于母乳中时，也有诱发过敏的可能。

第三章

婴幼儿湿疹

湿疹属于体质和时间依赖性的自限性疾病，所有针对湿疹的治疗方法都是缓解症状、减轻皮肤损害、消除瘙痒给宝宝带来的烦恼和由此导致的睡眠问题。目前，还没有针对湿疹病因进行治疗的方法，也就是说，面对湿疹，医学上，还没有治愈的方法和药物。但尽管如此，父母也不要气馁和焦急，绝大多数湿疹都有自愈的可能，湿疹多数会在1岁以内缓解或消退，大多数会在2岁以内消失，少部分会延续到2岁后，大约在5岁左右消失，很少会延续到青春期或成人。

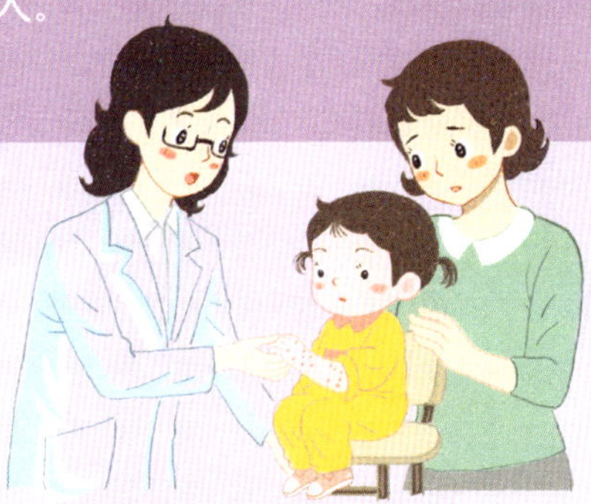

1. 什么是湿疹？

湿疹是一类慢性皮肤疾病，主要表现为皮肤瘙痒和长期皮损。湿疹有很多名称，如婴儿湿疹、过敏性湿疹、特异性皮炎、特应性皮炎、变态反应性皮炎、过敏性皮肤炎、异位性皮炎、遗传过敏性皮炎，还有脂溢性皮炎和接触性皮炎等。民间还有许多俗名，把湿疹叫作奶癣、奶疮、胎毒和湿毒等。为了阅读方便，本书统称为湿疹。

❖ 湿疹多发病于婴儿期

湿疹患病率最高的年龄段是婴儿期，自然病程大多持续到幼儿期，部分要延迟到学龄前期，极少数会延续到学龄期，甚至到青春期。约80%的湿疹发病于婴儿期的2~6个月，止于幼儿期的2岁。少数情况，早在新生儿期发病，或晚在幼儿期，极少数情况下，发病于学龄期或更晚些。

患有湿疹的宝宝，有的早在婴儿期就自然缓解了，部分会持续到四五岁。患有严重湿疹的宝宝，极个别可以延续到青春期，甚至到成年。

患有湿疹的学龄儿童会感到尴尬和孤立，甚至导致心理问题，父母在积极配合医生治愈孩子湿疹的过程中，要呵护孩子的心理健康，帮助孩子建立信心，让孩子看到痊愈的曙光。

2. 湿疹有哪些表现？

湿疹的主要特征是瘙痒，清晨和晚上更严重，有时会影响睡眠。抓挠处有疹子出现，疹子典型的特征是红而干燥，可能还有小水泡，久而久之会出现皮屑脱落和渗液。湿疹表现随年龄不同而表现出不同的皮损特征。婴幼儿期，这类疹子出现在面部（尤其是脸颊）、胸部和躯干、头后部，也可能出现在胳膊和腿部，不会出现在尿布区，这种分布反映出宝宝能够抓挠到的部位。湿疹的位置随着年龄或月龄的增长会发生变化，年长儿湿疹多出现在胳膊肘的前方和膝盖后方的皮肤上。

❖ 婴儿湿疹表现

婴儿湿疹最常受损的皮肤是面部，主要表现为脸颊干燥、皮肤粗糙、界限不清的红疹，或有结痂、渗出、水泡和红色鳞屑样改变。

婴儿湿疹的特点是瘙痒甚至剧烈瘙痒，宝宝很烦躁，用手或胳膊不断蹭脸。如果天气热，或室内温度高，或给宝宝穿得过多，或冬季室内空气不流通，湿疹就会更严重，可能半夜里闹得不能入睡。

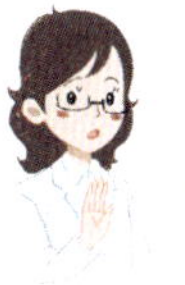

案例回放

一位10岁男童因为湿疹，身上多处抓伤，有的地方已经留有很明显的疤痕，皮肤增厚、发红。为此拒绝参加游泳课，拒绝穿夏季校服，因为不愿意让同学看到他身上的湿疹。

一位15岁女童，因双腿特异反应性皮炎引起的皮损，拒绝穿她非常喜欢的裙装，只是放学后在家中穿上自己喜爱的花裙子，为此产生很强的自卑感，几乎不参加学校组织的任何活动。

长湿疹的宝宝，小脸蛋看起来总是脏脏的，好像总有洗不干净的污垢。可爱的宝宝脸蛋麻麻拉拉，甚至一块红一块紫，还有的有不少黄色的渗出液。望着宝宝的小脸，妈妈既心疼，又无奈，除了按医嘱去做外，剩下的就是给宝宝勤洗脸了。

由于宝宝的小脸蛋总也洗不干净，妈妈就会购买婴儿洗液，还会搽上些护肤品。殊不知，正是妈妈的这份爱使宝宝的湿疹进一步加重。洗得越勤，宝宝的湿疹越重。患湿疹的宝宝皮肤非常敏感，对很多物质都会产生过敏反应，再好的洗涤液也有引起过敏反应的可能，要选择宝宝耐受的洗涤剂和保湿霜。

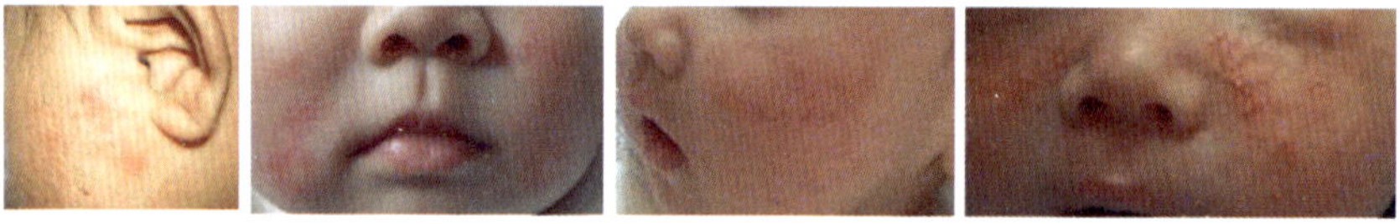

❖ 幼儿湿疹表现

幼儿湿疹可能是初次出现，也可能是婴儿期湿疹的延续。随着年龄增长，湿疹多会在2岁左右消失。即使不消失，湿疹部位也多发生改变，从面部和躯干部转移到四肢的伸侧和关节弯曲处，也可能出现在手背、手腕和脚踝处。

湿疹处的皮疹通常比较干燥，合并细菌或霉菌感染时，可有渗出和糜烂。患有湿疹时，宝宝会因瘙痒感而有强烈的抓挠愿望。不断地抓挠摩擦，皮肤出现明显的抓伤痕迹，久而久之，局部皮肤增厚变硬，出现苔藓样改变。

湿疹极少会延续到青少年期，即使持续存在，湿疹范围也多局限在小部分区域，如颈部、肘窝、手腕、腘窝或小腿伸侧。

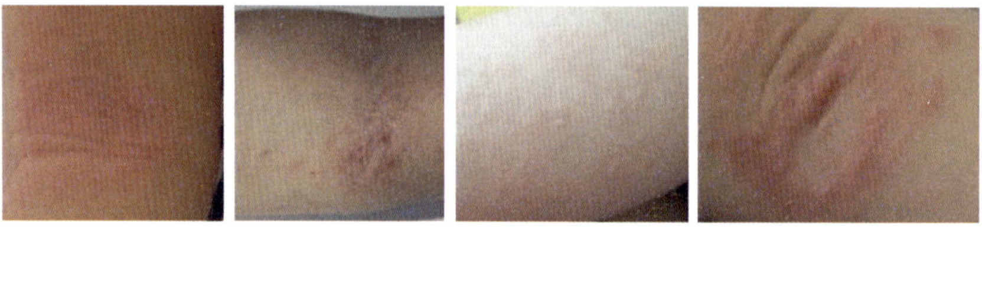

3. 湿疹有哪些原因和诱发因素?

❖ 0~12 个月的婴儿湿疹原因

婴儿期湿疹通常是由遗传因素决定的，主要原因是皮肤屏障功能缺陷，主要病变是皮肤干燥瘙痒，抓挠、摩擦或隐形刮伤所致皮肤损害。

越来越多的证据表明，皮肤屏障功能的缺陷，在湿疹中起着不可忽视的作用。皮肤屏障有防止水分丢失、阻止外界有害物侵袭的巨大防护能力，是免疫系统的第一道屏障。皮肤屏障功能的缺失，使得外界过敏原更易经皮致敏，诱导皮肤自发性皮炎，炎症反应反过来加剧皮肤屏障的破坏，使湿疹更加严重。

实验室研究证实，不但在皮肤炎症部分存在皮肤屏障功能缺失，在病变周围皮肤也存在屏障功能的缺失，所以，保护皮肤屏障功能，不仅仅限于病变部位，还应扩展到未受累的皮肤。

❖ 1~5 岁的宝宝湿疹原因

过敏体质85%~90%是由遗传获得的，如果宝宝有过敏体质，过敏可能是导致湿疹的原因之一。如果宝宝没有过敏体质，那么，宝宝持续的湿疹病变，更可能的原因是皮肤屏障功能缺陷、对皮肤的机械刺激或其他因素所致。

❖ 6 岁以上儿童的湿疹原因

在这个年龄段，导致湿疹经久不愈的原因，很可能与金黄色葡萄球菌在皮肤上缓慢繁殖密切相关。除此之外，有过敏体质的儿童，对吸入性过敏原的过敏反应，如螨虫，也成为慢性湿疹的长期刺激因素，而食物过敏的可能性则微乎其微。对于青少年来说，直接由食物过敏导致的慢性湿疹几乎不存在。这个年龄段的食物过敏多表现为荨麻疹、神经血管性水肿和过敏性休克。

不同年龄段湿疹的不同表现、原因和治疗原则				
年龄段	阶段	治疗原则	主要表现	可能原因
婴儿	第一阶段	保湿	非过敏性炎症	屏障缺陷 自动免疫 其他
幼儿	第二阶段	抗过敏	过敏性炎症	食物 吸入物
学龄前	第三阶段	避免细菌定植	感染阶段	细菌定植 病毒定植

4. 不同类型的湿疹

湿疹是一类慢性皮肤病，其中包括特异性皮炎、脂溢性皮炎和接触性皮炎。

❖ 特异性皮炎

表现为特异性皮炎的湿疹多发生在2~6个月的婴儿期，多于2岁左右自然缓解。发病初期，主要表现是皮肤干燥，主要症状是皮肤瘙痒。随后，可出现鱼鳞状皮肤改变、红斑、水疱、黄色分泌物渗出和色素沉着。最初多分布在面部，随后，可发展到颈部、耳后、背部和肢体近关节处。治疗主要是保湿，规避可能的过敏原，必要时少量低

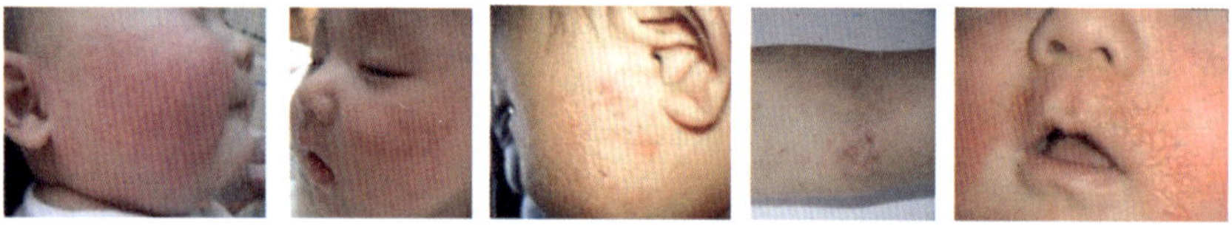

级别糖皮质激素涂抹患处，症状严重的需采取抗过敏治疗缓解瘙痒症状。

❖ 脂溢性湿疹

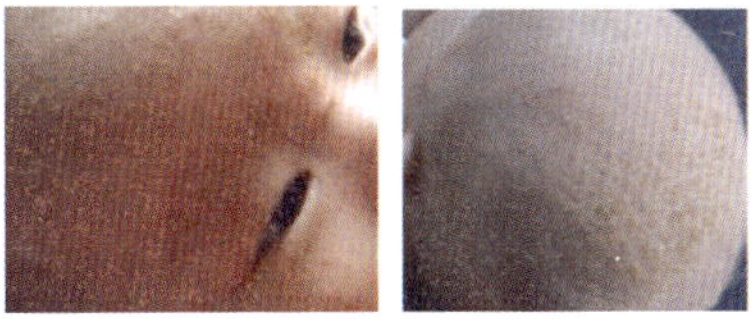

脂溢性湿疹多发生于婴儿，通常发生在出生后2周~2个月的婴儿，多于1岁内缓解，很少会持续到幼儿期。易发生于皮脂溢出部位，如头皮、眉间、眉弓等部位。主要皮肤表现是，红色、鳞片状、触之较硬的皮疹。

发生在头部的脂溢性湿疹，可见黄色的鳞屑痂，有淡黄色透明脂溢性渗出，看起来油乎乎的，又显得很脏。症状加重时可向面部、耳后、腋窝、胸背、脐部及耻骨部发展。

有时，脂溢性湿疹与特异性皮炎很难鉴别。脂溢性湿疹的预后要比特异性皮炎好。大多数患有脂溢性湿疹的宝宝，经过局部治疗后很快治愈。对婴幼儿的治疗主要采用润肤霜，也可使用少量类固醇霜。痂皮厚而多时，可用液体凡士林或保湿乳膏去除痂皮。

❖ 接触性皮炎

什么是接触性皮炎呢？当皮肤直接接触某一物质时，皮肤受到刺激，局部产生炎症反应，导致皮肤病变，如皮疹、发红、增厚等，这就是接触性皮炎。接触性皮炎属于迟发的免疫反应，是免疫细胞被外来物激活，释放炎症物质，致使皮肤发生炎症反应。某些金属物（如镍）、清洗液、洗涤剂、化妆品、香水、胶水、皮革等，还有某些植物都可引起接触性湿疹。

脂溢性湿疹和特异性皮炎的区别		
观察项目	脂溢性皮炎	特异性皮炎
颜色	柠檬色	粉红色、红色
脱屑	黄色、油腻性	白色、非油腻性
年龄	多于2周~2个月开始，1岁内消失，或青少年期	1~12个月开始，可延续到幼儿或学龄前
瘙痒	无	有
分布	面、耳后、头皮、腋窝、腹股沟	面颊部、躯干、四肢伸侧
其他表现	无	皮肤皱褶、日光过敏
苔藓化	无	可能较明显
对外用激素反应	迅速	较慢

5. 湿疹是一种过敏性疾病吗?

儿童期最常见的慢性皮炎就是湿疹。湿疹是涉及很多因素的一种复杂疾病，过敏不是引发湿疹的单一因素，某些非过敏因素也可成为湿疹的独立病因。湿疹涉及的环境因素，包括食物过敏原和吸入性过敏原，也包括非过敏性触发因素。湿疹还与家族史和自身皮肤屏障功能、免疫功能和肠道健康状况等诸多原因相关。所以，不能简单地把湿疹定义为单纯的过敏性疾病。

如何确定湿疹是否有过敏因素参与呢？目前，过敏专家认为，双盲安慰剂对照的激发试验（DBPCPT）是诊断过敏性湿疹的金标准。引发湿疹的过敏原可以是各种物质，如食物、花粉、霉菌、动物毛皮屑等。研究证实，对食物和环境中的某种物质过敏时，会加重湿疹症状。

婴幼儿期湿疹常常是枯草热、哮喘的前兆；湿疹和支气管哮喘的发病率，在全世界范围内均呈现上升趋势；而在支气管哮喘低发病率的地域，湿疹的发病率也相对较低。所以，尽管过敏不是导致湿疹的唯一因素，但不能否认，在很大程度上，湿疹是过敏的特征表现。

婴幼儿常见的湿疹类型为特异性皮炎，多发生于婴儿期的早期，

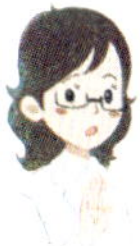

案例回放

宝宝5岁，双手掌，尤其是手指出现充血、红疹和瘙痒。询问近日是否接触过某种物质，妈妈回忆说，宝宝从同学那里借来一组变形玩具，爱不释手，双休日几乎没离手。这是典型的接触性皮炎。嘱咐外用糖皮质激素药膏，不要再接触这个玩具。3天后症状明显减轻，一周后康复。

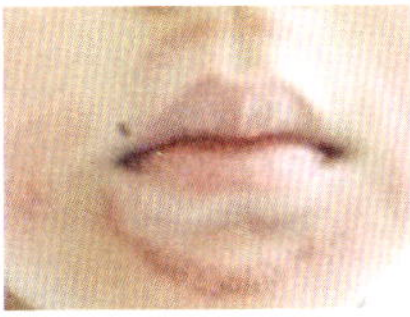
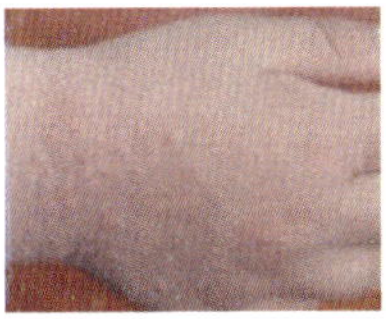
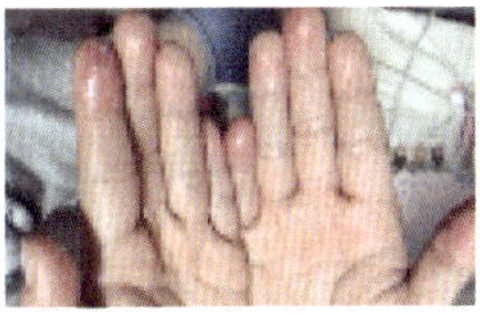

宝宝10岁，双手掌红肿、密集的红色皮疹，剧烈瘙痒。询问病史得知，宝宝非常喜欢航模，业余时间几乎都在组装或制作航模。2天前，妈妈为孩子购买了一组航模，内带胶水。很可能是对胶水过敏，嘱咐立即停用胶水，外用糖皮质激素药膏涂抹。一周后症状消退。

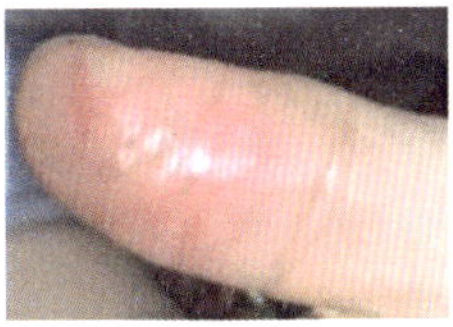
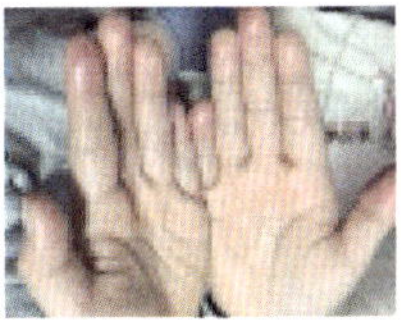
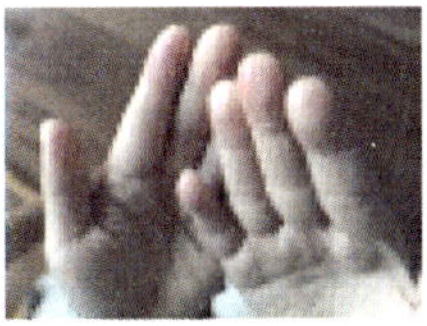

通常是儿童过敏最早期的表现形式，占全部过敏儿童的10%~20%。在患有湿疹的儿童中，有50%会出现过敏性鼻炎症状。婴儿期有湿疹的宝宝，在幼儿期到学龄期，患支气管哮喘等过敏性疾病的风险要高于无湿疹的宝宝。这种从一种过敏症状到另一种过敏症状的沿革叫作“过敏进程”。

关于过敏在湿疹中的作用，目前研究者得出有如下结论：

80%患有湿疹的宝宝血清总IgE增加，意味着有潜在的过敏可能，湿疹的严重程度与血清总IgE相关；

多数患有重度湿疹的宝宝对许多吸入性过敏原和食物过敏原皮肤点刺试验和特异性IgE呈阳性反应；

多数患有湿疹的宝宝有过敏性疾病家族史；

在患有湿疹的宝宝中，50%~80%有哮喘和过敏性鼻炎史；

食物过敏原引发的荨麻疹，可导致湿疹的出现；

食物过敏在患有严重湿疹的婴幼儿中起一定的作用，如鸡蛋、牛奶、大豆和小麦；

在患有严重湿疹的婴幼儿中，食物过敏发生率约为40%；

有证据显示，吸入性过敏原，如尘螨，可触发湿疹的发生；

研究者发现，有的宝宝的湿疹多在与猫玩耍，或在草地上玩耍后发生；

有学者认为，过敏反应是湿疹的后果而非原因，但过敏可能让宝宝的湿疹持续存在；

有学者研究发现，在大多数患有湿疹的宝宝中，并没有发现过敏反应的参与。

6. 湿疹是遗传性疾病吗?

湿疹不是遗传性疾病，但湿疹有很强的家族倾向。研究发现，患有湿疹的宝宝多有先天性皮肤缺陷。通过筛选有湿疹的家庭提示，湿疹儿童，可能存在皮肤屏障功能缺陷及过敏基因。引起湿疹的确切原因尚不明确，以下表格列出的是目前研究者认为的引起儿童湿疹的最可能的原因。

引起儿童湿疹的可能原因
皮肤屏障缺陷
环境干燥或潮湿
食物过敏原
吸入性过敏原
接触性过敏原
皮肤表面细菌或霉菌
刺激性物质（肥皂清洗皮肤、羊毛、汗液、热水等）
冷空气
心理因素
感染

在上表所列的众多原因中，获得确切结果并已经被证实的，有以下3点：

• 婴儿湿疹的开始阶段，大多数不存在过敏反应，或检查不到过敏性反应；

• 在某些患有湿疹的儿童中，可发现针对皮肤细胞的抗体，这些抗体可能出现在湿疹的初始阶段，引发皮肤损害；

• 患有湿疹的儿童，皮肤干燥瘙痒，因此不断抓挠、刮伤和摩擦，从而触发了湿疹病变。

7. 如何让宝宝远离湿疹？

❖ 给宝宝选购合适的衣物

尽量选择纯棉织物，不选择纯毛织物，如兔毛、羽绒、羊毛、羊绒、鸡毛、驼毛、驼绒和蚕丝织物的衣服和被褥。购买有儿童衣物安全标识的衣物，关注甲醛含量是否超标，有无添加对婴儿有害的物质。让宝宝穿质地轻软、宽松透气的衣服，不给宝宝穿紧身衣。

❖ 避免抓挠宝宝皮肤

当宝宝有瘙痒感时，及时给宝宝涂保湿乳或止痒膏，不要帮助宝宝搔抓皮肤，也尽量避免宝宝自己用手抓挠和摩擦。有证据表明，当宝宝皮肤瘙痒时，用手抓挠，会导致表皮损伤，很多时候是肉眼不可见的损伤，表皮的损伤可加重局部皮肤炎症反应，增加皮肤感染机会，也可增加细菌在皮肤上的定值，而皮肤细菌定值是湿疹的诱因之一，甚至是引发湿疹的直接因素。

❖ 避免过度清洗

宝宝皮肤薄嫩，皮肤屏障功能、免疫系统和胃肠功能尚未发育完善，对来自外界的任何刺激都很敏感。宝宝皮肤既需要保持清洁，又不能过度清洗，特别是使用洗涤剂时，更应加以注意，即使是婴儿专用洗涤品，对新生儿来说也有出现过敏反应的可能。

给宝宝洗澡时，水温不宜过热，建议控制在38℃ ~40℃，用太热的水洗澡后，皮肤会受到热刺激，变得干燥，干燥的皮肤会出现瘙痒，宝宝会用手抓挠，使表皮受损，皮肤屏障功能降低，会诱发湿疹的发生。

洗澡时间不宜过长，每次淋浴10~15分钟即可，时间过长，易使皮肤干燥。不要用浴巾搓洗皮肤，以免表皮受损，皮肤屏障功能降低，增加细菌感染机会。

选择中性或弱酸性的浴液或浴皂，把浴液或浴皂放在浴巾上，揉搓出泡沫后，再轻轻擦洗皮肤。要选择遇水就变得很柔软的浴巾，以免损伤表皮。不建议给宝宝选用具有杀菌和消毒功效的洗涤剂。

洗浴后，立即用洁净的干浴巾包裹，要沾干水滴，而不是用力擦。然后全身涂抹保湿霜，患有湿疹的部位要多涂些。每天更换内衣，建议选择柔软、吸汗、透气性好的全棉内衣。

❖ 皮肤保湿

宝宝皮肤屏障功能尚未完善，容易丢失水分而干燥，干燥的皮肤使屏障功能进一步降低，增加罹患湿疹的机会。无论宝宝皮肤有无干燥或湿疹，都应该常规护理宝宝皮肤，尤其是洗澡后，及时保湿是很必要的。宝宝出浴后，立即用干爽清洁的浴巾包裹，沾干水滴。注意，不是擦，是沾。然后，快速涂保湿霜，涂毕，换上干爽洁净透气的内衣，从出浴到涂好保湿乳，最好在3分钟内完成。如果给宝宝做抚触，要先涂保湿乳（或霜)，再用按摩油（或膏）做抚触，按摩油（或膏）不能代替保湿乳。给宝宝选择保湿乳（或霜)，尽量选择较少成分添加的。

❖ 让孩子凉爽舒适

宝宝或许有罹患湿疹的内在因素，如过敏体质或先天皮肤屏障功能缺陷，但没有促发因素，也不一定会罹患湿疹。事实证明，捂热可成为湿疹的诱发因素之一，尤其是新生宝宝，一旦受热，面部会出现汗疱疹，凉爽了，汗疱疹很快就会消退。倘若继续捂热，很可能会诱发湿疹，而湿疹一旦被激发，就会持续很长时间。所以，给宝宝创造适宜的环境，不给宝宝多穿多盖，可有效预防湿疹的发生。

那么，如何才算是适宜的环境呢？父母要根据季节和天气情况，适当调整室内温湿度。在寒冷季节，为了宝宝能够自由活动，不用穿太厚的衣服，可使用取暖措施，维持室内温度在18℃~22℃、湿度50%~60%上下。在炎热季节，为了宝宝不大汗淋漓，长痱子，甚至中暑，可适当使用降温措施，维持室内温度在24℃~28℃、湿度60%~70%上下。

衣服厚薄和多寡以父母在户外或室内穿衣为参考，孩子不需要比父母穿得多，尤其是能跑能跳，几乎一刻也不停歇的孩子，还需要比父母穿的少些。

❖ 争取纯母乳喂养

在0~6个月期间，全母乳喂养，可显著降低湿疹发生率。宝宝出生后，各脏器功能尚未完全发育成熟，胃肠功能刚刚启用，对食物的要求很高，母乳是最适合婴儿生命之初的食物，能提供全部营养所需；母乳成分与这个时期的胃肠功能相吻合；能够迅速增加肠道益生菌，建立数量可观的肠道菌群；降低胃肠道和呼吸道感染性疾病发生率。临床实践和研究证明，胃肠道内环境失衡和功能紊乱与湿疹的发生密切相关。所以，在宝宝出生前，妈妈和周围的亲人，要做好充分的思想准备，认识到母乳喂养的重要性，没有医学指征，切莫轻易添加婴儿配方奶粉，哪怕一点点。

❖ 尽量减少环境中的过敏原

食入过敏原有牛奶蛋白、鸡蛋蛋白等，吸入过敏原有宠物皮毛、人体皮屑、室内灰尘、尘螨、霉菌和蟑螂分泌物等。过敏原可促发过敏反应，过敏反应与湿疹存在密切相关性。故预防过敏反应，可降低湿疹的发生。

8. 如何护理已患湿疹的宝宝？

❖ 湿疹处皮肤护理

皮肤保湿，不但可预防宝宝罹患湿疹，还能有效缓解湿疹带来的瘙痒，减轻湿疹程度，甚至起到“治愈”湿疹的作用。湿疹处要注意保湿，没有长湿疹的部位也要注意保湿，因为，湿疹也会游走，并非只是固定在某处。简单地说就是全身保湿。

通常情况下，使用糖皮质激素药膏后，湿疹很快就会消失，但这并非意味着湿疹彻底好了，停药后可能很快复发，还需要继续巩固用药一段时间。所以，妈妈最好在患有湿疹的部位做好记号，可以拍照记录，也可用圆珠笔轻轻圈起来，这样就能够准确知道该把药膏涂到哪里。

如果湿疹处有渗出，恢复过程中容易结痂，妈妈要妥善处理，不能硬性揭下痂皮，要在医生指导下使用外用药膏，等待痂皮自然脱落，以免留下瘢痕。父母可能会担心湿疹皮损会留下疤痕，只要护理得当，在医生指导下正确使用保湿霜和糖皮质激素药膏，注意皮肤清洁，防止细菌感染，湿疹消退后不会留下疤痕，就像没有患过湿疹一样。

❖ 规避可能的过敏原

如果有确切依据，确定了宝宝湿疹与过敏相关，父母需用心护理，规避可能的过敏原。如疑似室内尘螨过敏，请清理尘螨。如果确定宝宝湿疹与某些食物有关，不但要限食过敏食物，还要仔细排查某些成品食物中是否含有这些过敏成分。

停食过敏食物后，要考虑到宝宝营养摄入情况，尽可能找到替代食品。比如，宝宝处于以乳类为主要食物来源的月龄段，又恰好是牛奶配方粉喂养，倘若对对牛奶蛋白过敏，就需要由氨基酸配方粉或深度水解配方粉替代，以保证宝宝生长发育所需。

在没有明确宝宝湿疹原因前，切莫随意停止母乳喂养，改成氨基酸配方粉或深度水解配方粉喂养。如果怀疑宝宝湿疹与母乳有密切关系，哺乳妈妈可在饮食中剔除某种高度怀疑宝宝过敏的食物，如海鲜或牛奶，剔除二三周，观察宝宝湿疹程度是否有所减轻。可以一次只剔除一种，也可以同时剔除所有高度怀疑的过敏食物二三周，然后再每周添加一种被剔除的食物，寻找可能的过敏食物。倘若没有找到，哺乳妈妈就不需要忌口了。

请父母注意，一定不要因为宝宝有湿疹，就主观地认为是食物过敏，很多食物都不敢给宝宝吃，最终导致营养不良。营养不均衡也是湿疹的诱因之一，如缺乏维生素D、钙、锌等营养素，也会使湿疹加重。

❖ 让宝宝拥有凉爽舒适的环境

给宝宝多穿多盖，室内环境浑浊、闷热、潮湿或干燥，不但是湿疹的诱因，也是湿疹加重的因素之一。在前面“如何让宝宝远离湿疹”中所谈的内容，在宝宝已经患了湿疹时仍然适用，可继续采纳其中的建议。

9. 宝宝湿疹，哺乳妈妈如何饮食？

婴儿湿疹起因尚未完全研究清楚，目前认为，与宝宝自身过敏体质、皮肤屏障功能的先天缺陷或后天损伤、某些过敏原刺激导致过敏反应等诸多因素有关，还与环境和护理等诱发因素相关。所以，宝宝湿疹并非都与食物过敏有关，也并非都与哺乳期妈妈饮食有关。即便宝宝对某种食物中所含蛋白质过敏，经过妈妈肠道消化吸收，以食物原型进入母乳中的蛋白质是极小量的。曾有研究者做过测试，母亲摄入牛奶后，进入到母乳中的牛奶蛋白，是宝宝亲自喝奶的二十万分之一。因此，宝宝患有湿疹，并不意味着宝宝和哺乳期妈妈，必须在食物中剔除牛奶、禽蛋、海鲜、鱼、树生坚果、大豆、花生和小麦等易过敏食物，也不需要哺乳期妈妈彻底改变饮食习惯。如果宝宝的湿疹与这些食物毫无关系，这样做，非但不能解决宝宝的湿疹问题，还会影响宝宝和哺乳期妈妈的营养摄入，导致宝宝营养不良或营养不均衡。

即使宝宝对妈妈食物中的某种食物过敏，也只是对某类中的某一种过敏，极少会对该类食物的所有品种都过敏。如果高度怀疑宝宝对某种食物过敏，妈妈暂时在膳食中剔除这种被怀疑的食物，做好记录——哪天吃的？如何烹饪的？吃了多少量？吃了多少次？停食后多长时间宝宝湿疹减轻了？这样就能明确哪种食物要少吃或不吃，逐一排除就可以了。不是宝宝有过敏情况，妈妈就什么也不敢吃了。

有的妈妈说，她现在是纯母乳喂养，宝宝怎么还会有湿疹，是不是对母乳过敏？要不要停了母乳，改喝氨基酸配方粉呢？妈妈需要明白，母乳本身不会导致宝宝湿疹，千万不要因为宝宝罹患湿疹而停掉母乳喂养！

有的宝宝出生后以婴儿配方奶粉喂养了几次，或是几天、几周，之后，改为纯母乳喂养。但是，宝宝在最初接受牛奶蛋白的时候，产生了针对牛奶蛋白的IgE抗体，尽管不再喂配方奶粉，当妈妈喝牛奶时，也有可能对母乳中极少量的牛奶蛋白过敏。如果是这样的话，妈妈可暂时停止喝牛奶和含有牛奶成分的膳食二三周，观察宝宝湿疹情况。如果宝宝湿疹并没有因为妈妈停止食牛奶及含牛奶成分的食物而减轻，就没有必要限制牛奶的摄入。

可不可以监测婴儿到底对什么食物过敏吗？可以，但对婴儿来说，临床价值没有想象的那么大，目前对食物过敏原的监测尚存在一定比例的假阴性和假阳性结果，临床意义并不大。

10. 宝宝湿疹，如何添加辅食？

尽管湿疹并非都与食物过敏有关，但有的宝宝，在湿疹发作期，进食某种食物后，会加重湿疹症状，或者使原本已经减轻或消退的湿疹复发。如果您的宝宝患有湿疹，在添加辅食期间，要注意过敏食物的排查，每吃一种从未吃过的食物，都要做好记录，并持续观察（详细方法可参考前面第二章第15小节“给宝宝添加辅食有方法”）。

11. 湿疹的治疗

❖ 皮肤保湿

皮肤屏障功能缺陷可能是导致湿疹的直接原因，也可能是湿疹的结局。所以，皮肤保湿在治疗湿疹上占有很重要的地位，尤其是婴儿期湿疹，皮肤保湿甚至是缓解湿疹症状的有效方法，无须使用治疗湿疹的激素和其他药物。可选用适合您孩子的保湿霜，即有很好的保湿效果，又没有不良反应的保湿霜。

保湿霜的使用方法，需要妈妈根据宝宝具体情况灵活掌握，其目的就是让宝宝的皮肤不干燥。有的宝宝，每天洗澡后涂一次保湿霜，皮肤就湿润润的了；有的宝宝每天涂两三次，甚至更多次，才能保持湿润状态。

如何确定宝宝皮肤是否干燥呢？有一个简便易行的方法：把耳朵贴近宝宝皮肤，用手掌轻轻摩擦宝宝皮肤，发出“沙沙”或“擦擦”的声音，说明宝宝皮肤湿润度还不够。倘若您一眼看出宝宝皮肤干燥，那就说明保湿霜完全没涂到位。

给宝宝购买什么样的保湿霜呢？最好选择较少添加剂（防腐剂、香料等）的。环境湿度比较大时，可选择霜剂或乳剂，环境湿度比较小时，建议选膏剂。哪种保湿霜（或乳、膏）好，以宝宝耐受为参考，也就是说涂了保湿霜后，没有发生过敏反应，更没有使原有湿疹加重的就可以。第一次给宝宝使用前，在前臂或耳后涂少许，观察2小时，如无异常反应可全身使用。

另外需要考虑的是保湿效果，如果一天涂几次都不能使皮肤保持湿润状态，提示此款保湿霜的保湿效果不佳。保湿霜不同于其他种类的护肤霜，也不同于给宝宝抚触时涂的抚触油，一定要购买含有保湿因子的保湿霜，最好选择较少添加的保湿霜，减少保湿霜引发的过敏反应。

如何把握保湿霜的用量和次数呢？没有统一规定。如果一天涂1次，宝宝的皮肤就不干燥了，无须涂2次。如果每天涂四五次，皮肤仍然干燥，说明涂的次数或量不够，或宝宝不适合这款保湿霜，需要重新选择。

很多时候，仅仅用皮肤保湿方法就可有效控制湿疹病变。父母要深刻认识保湿在湿疹治疗中的重要作用。为了减少激素药膏的使用，父母这样的麻烦和付出还是非常值得的。

❖ 皮肤清洁

婴儿皮肤分泌不是很旺盛，无须每天使用洗涤品。建议每天用温的清水洗，每周使用一次沐浴皂。

如果宝宝湿疹处合并有细菌或真菌感染，需要在医生指导下使用具有杀菌作用的洗涤剂，妈妈不要自行购买这类洗涤剂，更不能自行购买抗菌素药膏。

皮肤细菌定植（外来的各种细菌落在皮肤上，生长并繁殖后代的现象）可能参与了幼儿和学龄前儿童的湿疹过程。所以，要保持皮肤清洁，避免细菌在皮肤定植，尤其在学龄期和青少年阶段，避免皮肤感染对于湿疹治疗尤为重要。是否有皮肤定植？是否需要使用含有抗菌素或抗霉菌的药膏，需要看医生后确定。没有严重的细菌感染，不建议使用抗生素，以免增加细菌耐药性，给湿疹的治疗和控制带来更大困难。是否需要使用含有杀菌剂或消毒剂的洗涤剂给宝宝洗浴，同样需要在医生指导下，不要擅自购买这类洗涤剂。

❖ 外用药物治疗

湿疹具有体质性和时间依赖性的特点，是一个慢性过程，到目前仍未找到快速的根治方法。

这么说来，湿疹会伴随宝宝一生了？父母大可放心，随着宝宝月龄的增加，皮肤屏障功能逐渐完善，湿疹病变会逐渐好转，直至完全消退。与此同时，宝宝的胃肠功能和免疫系统也不断完善，对吸入过敏原和食物过敏原的过敏反应也逐渐减轻，甚至完全消失。只有个别宝宝湿疹会延续到幼儿期，极个别宝宝会延续到学龄前期或学龄期。

那既然湿疹没有根治方法，索性就不用管它了？这也是错误的想法。父母配合医生，积极护理和治疗湿疹是非常必要的。规避可能的过敏原，可极大缩短湿疹病程，阻止过敏进程；有效的皮肤保湿，促进皮肤屏障功能完善；正确喂养，促进胃肠功能健康；缩短宝宝带湿疹生存时间，可极大改善宝宝睡眠质量，增加宝宝愉悦感。所以，父母要以积极的心态，投入到改善宝宝湿疹症状的行动中来。

保湿和规避过敏原是对因治疗，止痒剂、激素药膏和抗过敏药是对症治疗。在对症治疗的药物中，激素是能够快速减轻湿疹，甚至短期使湿疹完全消退。一旦停止使用，湿疹会卷土重来。所以，选择副作用小的药物就显得尤为重要了。

止痒剂可选用炉甘石洗剂；有大量渗出时可用1%~3%硼酸溶液湿敷，湿敷后可用氧化锌油剂；有感染时外用0.1%呋喃西林溶液湿敷。

非激素药膏和激素药膏交替使用、激素药膏和保湿霜混合使用，既可降低激素副作用，又有利于湿疹症状的持久控制。所以，轻中度以下湿疹，可在病变处涂抹少量低级别的糖皮质激素药膏，如1%的激素药膏，并与保湿霜混合使用，以降低激素使用剂量。以什么样的比例混合呢？要根据宝宝具体情况而定。可从高比例开始，如1份保湿霜加1份激素药膏，涂抹3~5天，如果湿疹减轻，继续此比例，湿疹完全消退后，逐渐降低比例，改成2份保湿霜加1份激素药膏，湿疹没有复发，再次降低比例……以此类推，激素药膏比例逐渐降低，当降低到一定比例时，湿疹再度出现，再逐渐提高激素药膏比例，直到湿疹完全控制。同样道理，也可以从低比例开始，如9份保湿霜加1份激素药膏，涂抹3~5天，如果湿疹减轻，继续此比例，直至湿疹完全消退后，改成10份保湿霜加1份激素药膏。如果湿疹没有减轻，则降低保湿霜比例，增加激素药膏比例……直到有效控制湿疹皮肤病变。使用激素药膏的目的是不让宝宝带着湿疹病变生存。

选择温和安全的激素药膏，涂抹在湿疹的斑块区域，不要涂抹在干燥区域。有皮损、渗出或结痂的部位不能涂抹激素药膏，要由医生诊断，是否合并有细菌、霉菌或病毒等微生物感染，并根据诊断开具相应药膏。面部和生殖器部位限制使用激素，这些部位的湿疹，建议涂抹他克莫司药膏。

如何使用激素药膏，最大限度减少副作用呢？适应于婴儿湿疹的激素药膏有1%氢化可的松乳膏、糠酸莫米松乳膏、0.1%丁酸氢化可的松乳膏等。激素药膏，每天使用一两次，通常情况下3~7天见效，然后与保湿霜搭配使用，降低糖皮质激素使用剂量和次数。

使用纯激素药膏，要尽量缩小涂抹范围，只涂抹湿疹部位，不能涂抹在有渗出、溃破和感染的部位，也不要因为皮肤干燥而涂抹激素药膏。连续涂抹不超过7天，如果湿疹已经消失，需继续涂抹1：1保湿霜和激素药膏混合剂3天，再以此类推，涂抹2：1、3：1和4：1混合剂，最终只涂抹保湿霜。如果仍然有湿疹，可选择氧化锌或尿素软膏。湿疹加重，可再次选用激素药膏和保湿霜混合剂。

根据湿疹表现选用不同剂型的外用药

症状表现	外用药选择
表现为红斑、丘疹和疱疹，皮损处无渗液	选用霜剂
有水肿、水疱、糜烂和大量渗液	选用水溶液湿敷或油剂涂抹
表现为红斑、丘疹、轻度糜烂，有少量渗液	选用糊剂
表现为红斑、丘疹和脱屑，无渗液	选用乳剂或霜剂
湿疹呈现苔藓样变、皲裂、脱屑，局部皮肤增厚，且干燥角化	选用软膏、硬膏或油剂

注意：没有医生指导，湿疹部位要慎用抗生素药膏。

❖ 口服药物治疗

口服抗过敏药对湿疹症状的缓解和治疗意义微弱，且嗜睡作用比较小的二代抗组胺药，对湿疹几乎没有效果，一代抗组胺药有微弱的止痒作用，但也有明显的镇静嗜睡作用。所以，不提倡口服药物治疗湿疹。

但湿疹会有明显的瘙痒症状，患有湿疹的宝宝，常因皮肤瘙痒，挥动小手，试图抓挠瘙痒处，会不断扭动身体，通过与衣服和床的摩擦缓解瘙痒症状。爸爸妈妈抱着宝宝时，宝宝也会扭动身体，头部钻到怀里蹭来蹭去，以此缓解瘙痒。所以，湿疹的宝宝睡眠多不安稳，会在睡眠中醒来哭闹，也常会有烦躁情绪。这时候，可以先选择让医生开些外用的止痒药物，而不是直接给婴儿服用抗组胺药治疗瘙痒。如果宝宝瘙痒严重影响了睡眠和情绪，希望服用抗组胺药，一定要询问专业医生，选择适合婴儿服用的抗组胺药。

如果宝宝患有重度湿疹，父母要带宝宝接受专科医生的诊治，针对宝宝具体情况，制定个性化治疗方案。

❖ 其他治疗方法

目前还没有证据表明，益生菌对湿疹有治疗作用。有研究认为，益生菌在预防湿疹上可能有些作用。但更多研究认为，母乳喂养，尤其是出生后0~6个月纯母乳喂养，配合益生菌，才是预防湿疹的有效方法。

婴儿期湿疹主要以前面介绍的方法来护理和诊治，而对于较大幼儿或学龄前儿童，还可以通过专业医生，监测或筛查宝宝的湿疹是否与某类或某种过敏原有关，如果确定某一过敏原参与了宝宝的湿疹病变，要严格规避此过敏原。

12. 与湿疹有关的其他问题

❖ 湿疹能彻底治愈吗?

湿疹属于体质和时间依赖性的自限性疾病，所有针对湿疹的治疗方法都是缓解症状、减轻皮肤损害、消除瘙痒给宝宝带来的烦恼和由此导致的睡眠问题。目前，还没有针对湿疹病因进行治疗的方法，也就是说，面对湿疹，医学上，还没有治愈的方法和药物。但尽管如此，父母也不要气馁和焦急，绝大多数湿疹都有自愈的可能，湿疹多数会在1岁以内缓解或消退，大多数会在2岁以内消失，少部分会延续到2岁后，大约在5岁左右消失，很少会延续到青春期或成人。

在湿疹罹患期，有可以缓解湿疹症状的药物，在用药期间，甚至能使湿疹症状完全缓解，把湿疹对宝宝生活的影响降低到最低。只要好好控制瘙痒，不让宝宝抓伤皮肤；保持皮肤清洁，预防细菌感染，一旦感染积极处理，父母就无须有太多担心。在医生指导下，积极应对湿疹，尽最大可能缓解湿疹症状，不让宝宝遭受湿疹带来的不适症状。

父母要知道，在宝宝湿疹未自愈前，湿疹对药物的反应是：一旦用上药，湿疹就明显好转；停止使用药物，湿疹很快复发。父母为难了，担心长期使用激素类药物会有副作用，可停止用药，宝宝又难受。父母不要有这样的担心，医生会考虑到这些问题，会选用适合不同年龄段使用的药物，会嘱咐您如何使用药物，把副作用降低到最低。

❖ 顽固的耳后湿疹怎么办?

新生儿一般都是仰卧位睡眠，耳后透气受阻。如果室温又比较高，新生儿头部出汗，耳后潮湿，再加上溢乳流到耳后，这些因素都会引起新生儿耳后湿疹，而且比较顽固。治疗首先要消除上述诱因，涂抹湿疹膏。妈妈常问，什么湿疹膏最有效，其实，能够使湿疹快速消除的只有激素药膏，但停药后，很快就会复发。不含激素的湿疹膏，只是减轻瘙痒，滋养皮肤，降低湿疹程度，减少湿疹发生。

妈妈不要试图找到一劳永逸的药膏，但妈妈也无须发愁，随着宝宝月龄增加，过敏状态会逐渐消退，湿疹也会逐渐减轻，最终消退。湿疹严重时，短期涂抹含有激素的药膏，平时使用不含激素的湿疹膏保湿皮肤。

❖ 男宝宝阴囊湿疹怎么办?

有阴囊湿疹的宝宝，多有其他部位的湿疹，护理原则同其他湿疹。阴囊湿疹也称“绣球风”，有学者认为与缺乏维生素B族有一定的关系，建议使用维生素B6软膏或维生素B1软膏涂抹。糖皮质激素类药膏不宜涂抹在阴囊处。

❖ 湿疹合并皮肤感染怎么办?

患有湿疹的宝宝，常会合并皮肤细菌、真菌和病毒感染，当湿疹合并皮肤感染时，会表现出湿疹加重。湿疹常合并的病毒感染是传染性软疣和疱疹病毒感染；金黄色葡萄球菌感染是常合并的皮肤细菌感染；白色念珠菌是常发生的真菌感染。当湿疹得不到及时有效的治疗时，会合并这些皮肤感染，而当合并这些感染时，会使原有湿疹症状加重，并给湿疹的治疗带来困难。所以，当宝宝患有湿疹时，要积极治疗，防止皮肤感染。如果宝宝湿疹加重，通常的治疗方法不能奏效，要想到合并皮肤感染的可能，并针对不同感染给予相应治疗。

第四章

儿童过敏性鼻炎

近年来，过敏性鼻炎就诊的儿童越来越多。鼻炎的病程时间长，容易反复发作，而且儿童能用的药物有限，家庭护理很重要但是需要孩子配合度高……这些都给家长提出了一些难题。但幸运的是，儿童过敏性鼻炎虽然彻底治愈并不容易，可通过积极地改善环境、合理的药物治疗，以及必要的免疫疗法，过敏性鼻炎是可以得到有效控制的。

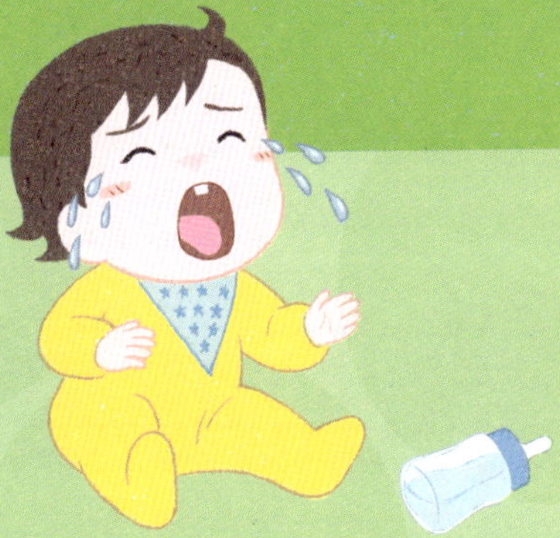

1. 为什么孩子会得过敏性鼻炎

过敏性鼻炎起源于鼻部对空气中飞散的细小颗粒的过敏反应。

季节性过敏性鼻炎症状出现在特定的季节，常见过敏原是树和草飘落下来的花粉，以及来自真菌、霉菌的孢子。慢性过敏性鼻炎全年可反复发作，常见的过敏原是尘螨、蟑螂分泌物、动物毛屑以及真菌或霉菌的孢子。

过敏性鼻炎的症状因人而异，除了鼻子的症状，还有眼睛、喉咙、耳朵的症状，甚至会影响到睡眠。

积极寻找诱发过敏症状的因素，可以帮助我们有效防护过敏。过敏性鼻炎的药物治疗要在专业医生指导下进行。

2. 儿童过敏性鼻炎常见症状

患有过敏性鼻炎的宝宝，父母常有的4个主诉：

- 孩子注意力不易集中；
- 孩子记忆力和认知能力下降，思维缓慢；
- 孩子晚上睡不好，早晨醒来困难，课上困倦嗜睡；
- 孩子精神沮丧，缺乏热情、积极性和兴趣，情绪差。

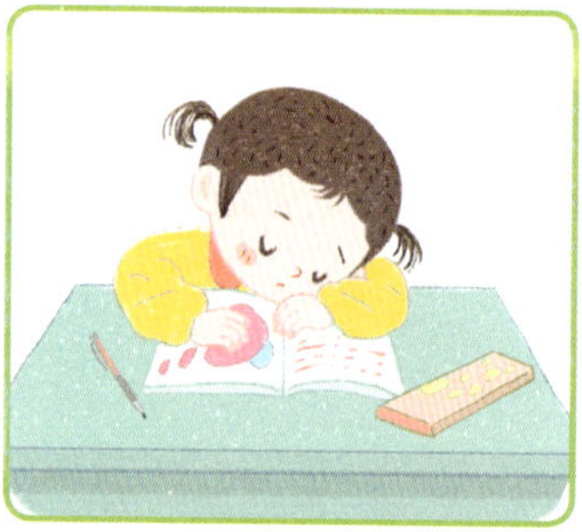

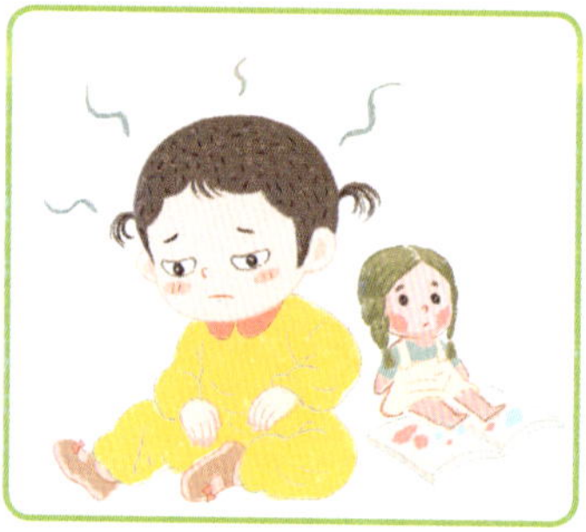

❖ 5个典型症状

①频繁地打喷嚏、以尘螨为主要过敏原的过敏性鼻炎，症状多发生在早晨或醒来之后，鼻黏膜水肿、苍白、有较多分泌物；

②因鼻痒，宝宝不断地用手揉搓鼻子，严重的，可导致鼻梁上出现一条水平的褶皱；

③喉部可见较多白色黏液，这是鼻涕经后鼻道流入咽部所致，是引起夜间咳嗽的原因；

④过敏性鼻炎可合并鼻窦炎，表现出黑眼圈；

⑤季节性过敏性鼻炎常合并过敏性结膜炎，宝宝会不断地用手揉搓眼睛、快速眨眼或挤眼睛。

上述症状常持续超过数周、数月，甚至更长时间。

❖ 5个非典型症状

①鼻塞、打喷嚏、流清鼻涕，鼻塞多为单侧，严重时可反复出现鼻涕带血、鼻痛；

②眼睛红、流眼泪；

③由于鼻塞导致用嘴呼吸，尤其是熟睡时；

④因为睡眠不好导致的疲惫感；

⑤慢性咳嗽。

上述这些症状缺乏特异性，并非是过敏性鼻炎特有的症状，其他原因引起的鼻部炎症也可出现，比如感冒、流感或者遭受某些物质的刺激。但是如果您发现孩子有以上症状，要有意识地去排查是否是过敏性鼻炎引起的，这有利于过敏性鼻炎的发现和治疗。

3. 过敏性鼻炎与感冒的鼻部症状区别

打喷嚏的次数	感冒打喷嚏，次数并不多，更不会连续打十几个甚至几十个，而过敏性鼻炎的症状之一就是连续打喷嚏。
鼻痒	感冒时，鼻子并不会很痒，鼻塞较为常见，但过敏性鼻炎不但会有鼻痒，咽喉和眼睛也会痒。
鼻涕	感冒初期会流清水鼻涕，但量一般不多，随着感冒的好转，鼻涕变得黏稠，过敏性鼻炎则恰恰相反，在打喷嚏的同时，会流大量的鼻涕。
其他不适	感冒是由于病毒或细菌侵入导致呼吸道感染引起的。因此，在感冒的同时，还会并发一些全身症状，如发热、头疼、全身无力等。过敏性鼻炎主要是鼻部症状，合并鼻-结膜炎时会有眼部症状，合并鼻-鼻窦炎时会有头痛和浓性鼻涕，合并中耳炎时会有耳痛、耳堵或耳内异常分泌物等症状，合并鼻后滴漏综合征时，会有入睡和晨起咳嗽。

4. 不可低估过敏性鼻炎对儿童的不良影响

过敏性鼻炎对儿童健康的影响常被低估，认为这种疾病是无关紧要的。然而，有证据表明，过敏性鼻炎会导致儿童睡眠异常，如阻塞性睡眠呼吸暂停综合征（OSAS）、缺课率增加、认知障碍、在学校表现不佳，以及行为和心理问题。

患有过敏性鼻炎的儿童，感冒后会使鼻炎症状进一步加重。过敏性鼻炎发作期，鼻孔堵塞到只能用嘴喘气的程度，尤其是熟睡中，这会导致孩子夜晚睡眠不足，第二天会感觉疲惫。如果堵塞和用口呼吸得不到及时治疗，将会影响到牙齿的生长和面部骨骼的生长。早期对引起鼻塞的过敏症进行治疗，会防止这些问题的发生。

持续的鼻塞会导致鼻窦炎和中耳炎，因反复并发中耳炎而导致听力下降。倘若发生在婴幼儿期，则会影响语言发育。过敏性鼻炎并发中耳炎时，可以导致耳痛、耳痒、爆音、耳胀，如果孩子出现这些症状，要尽快去看专业医生，给予积极治疗，以免影响听力。

过敏性鼻炎与鼻窦炎、鼻息肉、咽炎、腺样体肥大、咽鼓管功能障碍、中耳炎和喉炎之间有明显的关联，不及时诊断和给予恰当治疗的过敏性鼻炎，会增加这些并发症的风险。

过敏性鼻炎常常与其他过敏症连在一起，如湿疹、哮喘。婴儿期患有严重湿疹，到了学前阶段，有可能会发展为过敏性鼻炎，再后来演变为哮喘。有研究表明，恰当的治疗过敏性鼻炎，能够阻止支气管哮喘的发展。

过敏性鼻炎是哮喘的高危因素，鼻炎可加重哮喘发作，使哮喘发病风险增加。如果能在发病早期对过敏性鼻炎采取有效的防止措施，则可减少哮喘的反复，甚至可避免哮喘的发作。

郑大夫小课堂

儿童哮喘和变态反应研究中心（ISAAC）调查了98个国家儿童过敏性鼻炎患病率，在120万6~7岁儿童中，北美、南美和西欧的过敏性鼻炎患病率分别为8.8%、13.1%和8.3%。6~7岁过敏性鼻炎患病率为0.8%~14.9%，13~14岁为1.4%~39.7%，其中80%~90%的过敏性鼻炎会持续到成年。目前，我国还没有权威的统计数据。

5. 有哪些原因可导致儿童过敏性鼻炎？

❖ 尘螨

一年四季反复发作的鼻炎多为尘螨所致，鼻炎症状在室内比在室外重，因为室内尘螨多，卧室尘螨更多，所以，夜间睡眠时，鼻黏膜充血引起鼻塞，早上连续打喷嚏，而白天鼻部过敏症状会较少。宝宝在床上玩耍蹦跳、玩枕头、沙发垫、布娃娃或毛绒玩具时，鼻过敏症状加重。如果宝宝对猫或者狗的皮屑过敏，家里又恰好饲养了猫或狗等宠物，宝宝有患常年性鼻炎的可能。

❖ 花草

来自树木、草本植物、杂草的花粉主要引发季节性过敏性鼻炎。其特点是发病急、症状重，常伴有结膜炎，有时伴荨麻疹和哮喘。

谈到过敏性鼻炎，父母很容易想到春季花粉过敏，其实，季节性鼻炎，不仅仅发生在春季，秋季也不少见。秋季过敏多是因为在8月中旬开花期的豚草。如果您的孩子有秋季过敏，建议在症状出现之前的大约两周开始用药。豚草是秋季最大的过敏原，通常在夜间凉、白天热的初秋开始释放花粉，会一直持续到开始下霜的秋末。如果您的孩子春季过敏，那么，秋季过敏的机会也很大。一株豚草一天内可以释放一百万花粉颗粒，风可以将其携带到160多公里外的地方，所以，风天是过敏症状高发期。

❖ 霉菌

潮湿地方的霉菌也是儿童过敏性鼻炎的常见原因，例如浴室、地下室。潮湿气候时的户外也容易滋生霉菌，尤其是草多的地方。霉菌也是秋季过敏的过敏原，霉菌孢子在秋季到处都有，在空气中的数量有时甚至超过豚草花粉。

❖ 动物毛屑

由动物的皮毛组成的灰尘，从宠物猫、狗以及其他毛茸动物身体上脱落下来的皮毛和皮屑，均可以作为过敏原引发宝宝过敏性鼻炎。有些儿童对羽毛枕头、羊毛毛毯、鸭绒或羊绒被褥也会过敏。

❖ 清洗剂

家庭用芳香剂，如清洁剂、香波、洗涤剂、香皂或肥皂，这些东西可能含有过敏原或化学刺激物质，会加重过敏症状。

❖ 遗传因素

过敏性鼻炎是一种由基因与环境共同作用而诱发的多因素疾病。发表在《BRITISH MEDICAL JOURNAL》杂志上的“过敏鼻炎及其对哮喘的影响指南”对8176个家庭研究发现，既往有过敏史的宝宝，患过敏性鼻炎的风险明显增加；父母患有过敏性疾病的，他们的宝宝患过敏性疾病的可能性增大。

❖ 烟雾及其他空气飘浮物

尽管多数专家认为儿童不会对烟草烟雾过敏，但烟草烟雾确实使过敏症状加重。空气中飘浮的颗粒物，尤其是直径在2.5PM以下的颗粒物是否能致敏，还有待医学做进一步深入研究。

尽管还不能证实烟雾和空气中的微小颗粒物可成为过敏原引发过敏症，但对呼吸道的刺激和损伤是不可忽视的，让儿童规避烟雾和空气中的颗粒物，尤其是PM2.5以下颗粒，其意义是重大的。

6. 如何判断孩子是否得了过敏性鼻炎

❖ 详细的病史采集

医生可通过询问详细的病史做出初步诊断，所以妈妈在看医生的时候，最好能详细回顾一下孩子近期是否有如下情况、持续时间长短等，帮助医生准确判断。

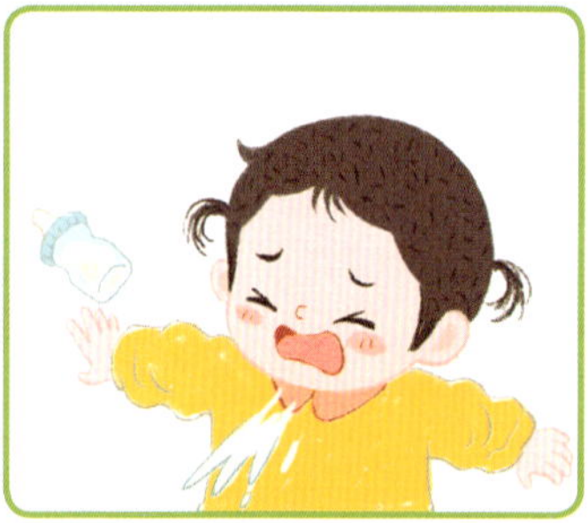

● 打喷嚏

过敏性鼻炎会频繁打喷嚏，尤其是晚上上床睡觉和早晨起床后更加明显，如果发生在婴儿期，宝宝会因为鼻塞拒绝吸吮乳头和人工奶嘴，不断有清鼻涕从鼻孔中流出。

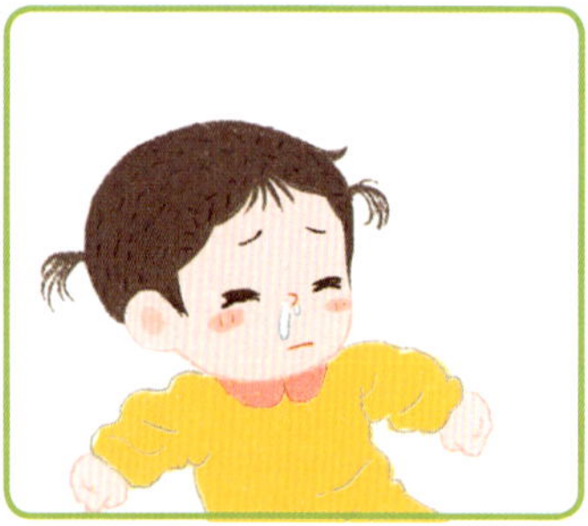

● 流鼻涕

过多的鼻涕会被宝宝吸入后鼻道，再进入咽部，导致咽部分泌物增多，婴幼儿不会吐痰，喉咙里总是有呼哧呼哧的痰声。夜间入睡后吞咽动作减少，后鼻道的分泌物积聚在咽部，导致宝宝咳嗽，出现鼻后滴漏综合征等一系列表现。

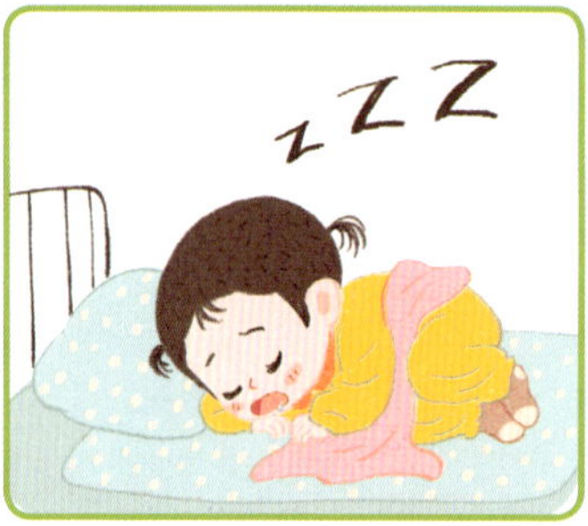

● 张嘴呼吸、打鼾

腺样体肥大导致呼吸道通气受阻，宝宝会出现睡眠时间短或持续打鼾、张嘴呼吸，甚至呼吸暂停等呼吸道症状。

● 揉鼻子或者眼睛

大孩子会因为鼻痒不断用手揉搓鼻子。过敏性鼻炎儿童常伴有过敏性结膜炎，宝宝也常用手揉搓眼睛。有过敏性鼻炎时，易反复罹患呼吸道感染，使鼻部症状进一步加重。

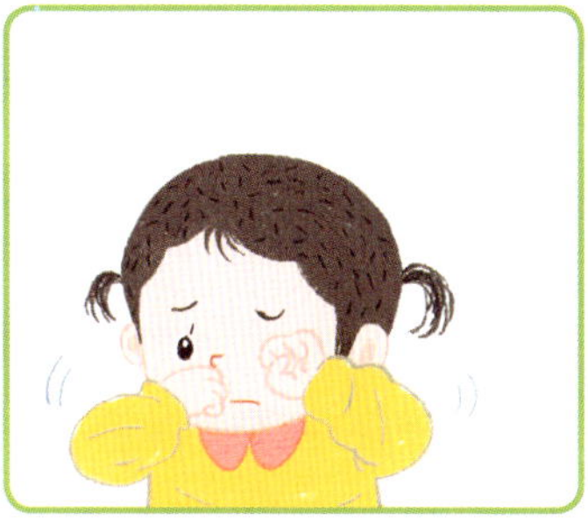

● 食欲低下

鼻部长期的过敏反应，会影响宝宝的嗅觉，进而影响食欲，使宝宝食而无味，出现食欲低下和食量下降。

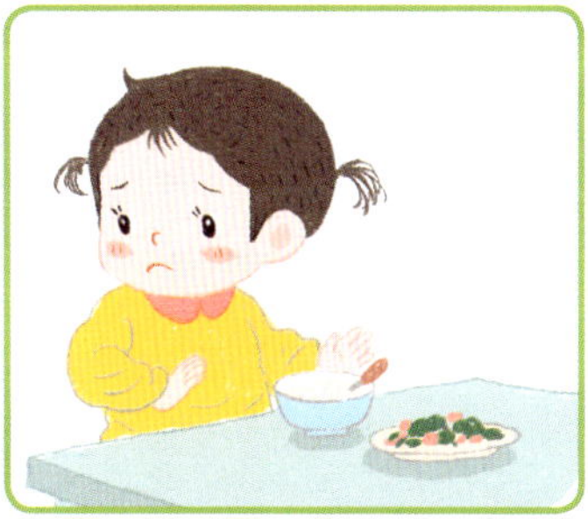

● 情绪差

过敏鼻炎还有引发分泌型中耳炎的可能，影响到宝宝听力，当宝宝听力下降时，对外界反应会比较迟钝，情绪比较差，甚至会时常发脾气。

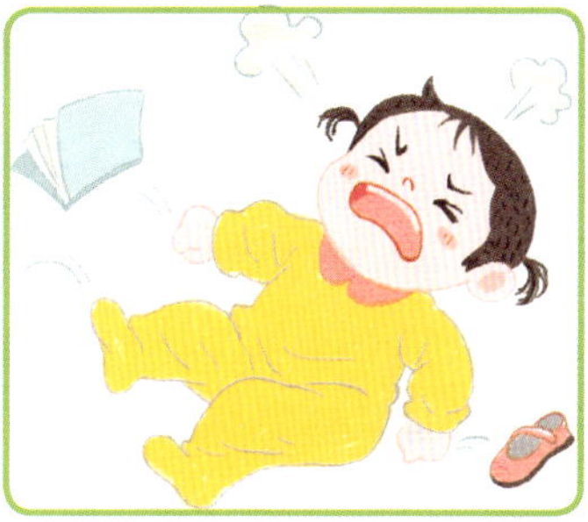

❖ 医学检查

(1) 鼻部检查

通过对鼻部的检查就有可能诊断鼻炎的存在。比如，从鼻外观上可以看到鼻梁上一条水平褶皱；可观察到宝宝不断揉搓鼻子的动作。

前鼻镜检查是诊断年幼儿童过敏性鼻炎的好方法。正常鼻腔黏膜是粉红色的，但是，在鼻炎持续性过敏反应儿童中，鼻黏膜会呈现典型的肿胀、苍白和灰色。有时还可见到血迹，这是由于宝宝鼻痒不断地揉鼻子所致的创伤。严重时可以发现鼻甲肥大、甚至鼻腔化脓灶。可见无色或白色的鼻涕，很少黄色或黄绿色鼻涕，如果并发鼻窦炎，则能看到来自鼻窦的脓液。

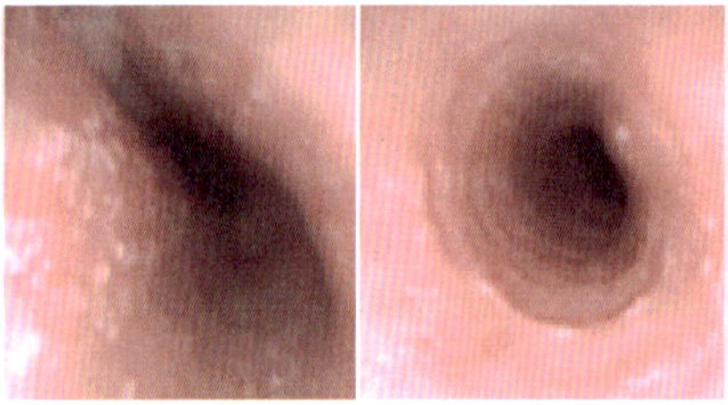

正常鼻黏膜

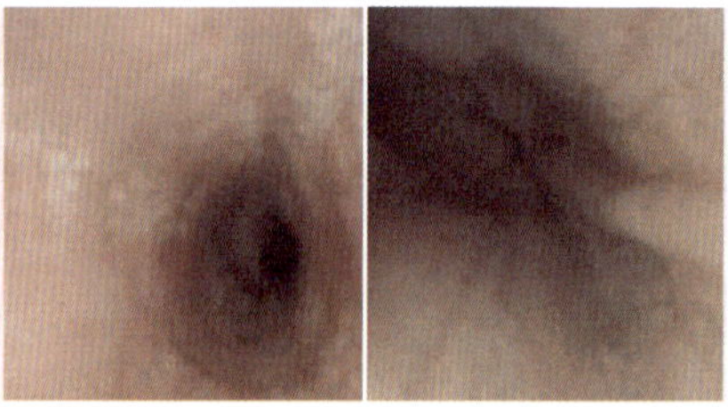

过敏性鼻炎的鼻黏膜

（2）眼部检查

患有过敏性鼻炎的儿童，下眼睑会出现轻微的浮肿、发黑或发紫，被称为“过敏性黑眼圈”。在下眼睑上，还可见到一条皱褶，被称为摩根丹尼线。睑结膜可见红疹，睑板部结膜乳头肥大，结膜水肿，通常伴随流泪。常年性鼻炎很少合并结膜炎症状。

（3）耳部检查

用耳镜检查，可见耳膜有慢性炎症改变或耳腔内积液。

（4）咽喉部检查

通过对咽喉部的检查，可以看到由后鼻道滴漏下来的黏稠的鼻涕；由于鼻塞和鼻涕后流入咽部而导致的后咽部鹅卵石样改变；长期口呼吸导致的咬合不正。

（5）实验室辅助检测

如果病史非常简单，没有必要进行太多的实验室辅助检测。

（6）过敏原检测

过敏原测试可以协助父母和医生找到导致过敏性鼻炎的过敏原，做到有针对性的预防和治疗。

（7）影像检查

大多数过敏性鼻炎的诊断，都可基于临床表现便可得出，因此，大多数儿童没有必要进行影像检查，除非怀疑宝宝患有鼻窦炎或其他需要做影像检查的并发症。

❖ 鼻炎程度的判断

根据疾病严重程度及对生活质量的影响，过敏性鼻炎可分为轻度、中度、重度。如果患儿症状轻微，能够忍受，睡眠、日间活动等未受影响则被诊断为轻度过敏性鼻炎。如果患儿发作时喷嚏、鼻痒、鼻涕和鼻塞四项症状中有两项以上，症状无法忍受，睡眠、日间活动受到影响则被诊断为中度或重度过敏性鼻炎。

❖ 间歇性和持续性鼻炎的区别

根据症状发生的频率，过敏性鼻炎被分为间歇性和持续性。如果症状发作少于4天/周，或持续时间少于4周，则被诊断为间歇性过敏性鼻炎。如果症状发作超过4天/周，或持续时间超过4周则诊断为持续性变应性鼻炎。

7. 如何找到引发过敏性鼻炎的过敏原?

寻找引发过敏性鼻炎的过敏原可不是件容易的事情，尤其是婴幼儿。3岁以上的儿童，可通过实验室的过敏原检测寻找过敏原。3岁以下的婴幼儿，过敏原检测的可信度不高，会出现比较高的假阴性和假阳性。

3岁以下婴幼儿鼻炎通常是由鼻黏膜的敏感性和病毒感染引起，过敏因素导致的鼻炎不多。4岁以后，由过敏因素导致的鼻炎增加。多数有过敏性鼻炎的宝宝，早期的过敏原，主要是来自宠物、尘埃、霉菌，随着年龄的增长，过敏原则主要来自花粉。

通过以下项目的排查，有助于寻找过敏性鼻炎的可能原因。请回答下列3个问题，如果回答是肯定的，可间接判断出患过敏性鼻炎的原因：

在一年当中的不同时间段里，当宝宝离开家养宠物时，鼻炎症状是否有所减轻?	如果是的话，提示尘螨或宠物的毛屑可能是导致宝宝过敏性鼻炎的原因。
宝宝换了新的环境后，鼻炎症状减轻或几乎缓解了吗?	如果是，提示旧的环境中有引发宝宝过敏的物质，如霉菌或尘螨，请对旧的环境进行清扫。
每当阴雨连绵或到了梅雨季节，宝宝就会出现鼻炎症状，或原有鼻炎症状明显加重吗?	如果是，提示可能的过敏原是霉菌。

引发鼻炎的常见过敏原

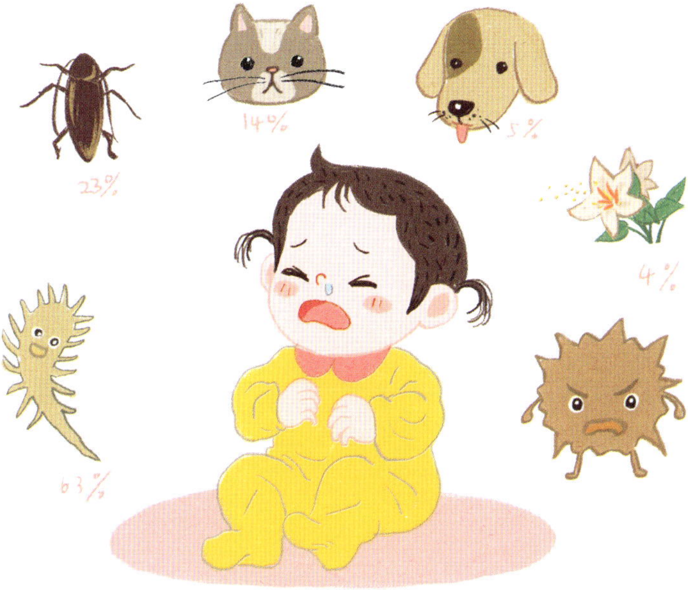

•一份来自我国香港的研究显示，引发鼻炎的过敏原中，尘螨占63%，蟑螂占23%，猫占14%，狗占5%，花粉占4%，霉菌占3%。

•在新加坡，有超过30%的年长儿童患过敏性鼻炎，主要由尘螨过敏引起。

•来自14个欧洲国家的调查显示，引发鼻炎的过敏原中，草占33.4%，尘螨占26.5%，猫占19.4%。

•在美国，7%~10%为空气致敏原导致了过敏性鼻炎，一般在10岁发病，成年后症状常常消失。

8. 儿童过敏性鼻炎的家庭控制

❖ 父母的角色很重要

父母要深刻理解，在治疗宝宝过敏性鼻炎中，父母有着不可替代的重要作用，甚至超过医生的作用。比如，规避过敏原，医生给予的是确定过敏原的种类，但规避日常生活中的过敏原则需要父母来做，而且是长期的任务。再比如，清理鼻腔，医生告诉的是方法，日复一日的实施却是由父母来做。

宝宝患了过敏性鼻炎，除了规避过敏原和做出一些护理措施，医生还会给宝宝用药治疗，而且用药时间比较长。您或许会因此担心，这么小的宝宝能用这么长时间的药物吗？看到药品说明书，您的担心会更上一层楼。药品说明书上列出了很多不良反应，会发生在自己孩子身上吗？您要耐心与医生商讨，分析治疗方案的利弊，切莫因噎废食。

如果有相对安全有效的治疗方法，但需要您付出一些时间，甚至给您找了一些麻烦，您是否愿意努力去做呢？毋庸置疑，为宝宝健康着想，作为父母的您一定愿意克服困难，选择相对安全有效的治疗方案。

❖ 生理盐水或海盐水冲洗鼻腔

用生理盐水或生理性海水鼻腔喷雾器冲洗鼻腔，是治疗过敏性鼻炎的有效方法。鼻腔内分泌物中含有炎性细胞和肥大细胞等异常物质，也可能含有吸入过敏原。清理鼻腔可清理这些异常分泌物，增强黏液纤毛传输功能，减轻黏膜水肿，调节鼻腔湿度，促进鼻腔血液循环，提高鼻腔黏膜阻挡有害物质的能力。鼻冲洗尤其适用于鼻后滴漏综合征引起的咳嗽。

鼻炎症状持续1个月以上，鼻腔冲洗可以纳入日常洗漱，每天睡前用生理盐水滴鼻或生理性海水鼻腔喷雾器冲洗鼻腔，冲洗液温度在37℃~38℃为宜。如两侧鼻腔都需冲洗，应先冲洗病变较重的一侧；如只一侧鼻腔需要冲洗，应由健康的一侧向患侧冲洗。如果您的宝宝2岁以下，可采用鼻腔滴入的方法，把生理盐水或海盐水一滴一滴滴入鼻腔，一侧鼻腔滴入2~5毫升，根据宝宝耐受程度决定剂量。2岁以上的宝宝，可直接用生理性海水喷鼻器喷入鼻腔。宝宝鼻炎症状消失后就可停止鼻腔冲洗了。冲洗时如鼻腔出血应立即停止冲洗并给予止血处理（见《宝宝安全必修课》）。在冲洗过程中，如宝宝出现咳嗽，也要立即停止冲洗。

鼻腔冲洗简单，但多数儿童不愿意接受，3岁以下的幼儿多会拒绝接受。操作前，要和宝宝商量，争取宝宝接受，切莫按住宝宝强行进行，这样会引起宝宝更大反抗，产生阴影，再也不接受，而且也容易呛到咽喉部发生危险。初期，可以一滴滴地滴入鼻腔，逐渐增加用量，在宝宝能接受的前提下，循序渐进，最终达到冲洗鼻腔之目的。

4岁以上的儿童，可以教会他自己冲洗鼻腔，但仍然需要父母的监督和指导。

❖ 教宝宝擤鼻涕

通常情况下，3岁以上儿童可以练习自己擤鼻涕，4岁以后儿童多能学会自己擤鼻了。

擤鼻的方法：用食指或拇指按压在鼻翼上，堵住一侧鼻孔，口腔微张，用鼻子吹气，鼻涕就被驱逐出来了。再用相同方法，堵住另一侧鼻孔，用鼻子吹气。不要让宝宝用很大的力气，更不能把两个鼻孔同时堵住，以免鼻涕进入咽鼓管引发中耳堵塞，甚至中耳炎。

❖ 使用吸鼻器吸鼻涕

吸鼻器主要是把鼻腔前部的鼻涕吸出，父母常常抱怨吸鼻器并不好用，原因是吸鼻器的吸力不能很大，如果吸力过大，会导致黏膜损伤，甚至出血。吸力小，难以吸出黏稠的鼻涕，鼻腔后部的分泌物也吸不出来，所以，洗鼻器不能完全代替生理盐水冲洗鼻腔。

9. 过敏性鼻炎的药物治疗

用于治疗儿童过敏性鼻炎的药物包括：鼻用抗组胺药物、鼻用皮质类固醇、鼻内抗充血药、鼻内巨细胞稳定剂、口服抗组胺药和白三烯受体拮抗剂。药物治疗必须在专业医生指导下使用，不可擅自购买非处方药给宝宝用。

❖ 鼻用抗组胺药

鼻用抗组胺药适用于12岁以上儿童。鼻用抗组胺药起效快，如果对鼻用抗组胺药有效果，治疗应持续一个月，如果没有改善，应该重新选择其他药物。使用鼻用抗组胺喷剂后几分钟，就可缓解流涕、鼻塞、打喷嚏等症状。

使用鼻腔喷剂时，不宜采取仰卧位或仰头。可采取侧卧位，喷右侧鼻腔时，采取左侧卧位，喷左侧鼻腔时，采取右侧卧位。也可采取坐位，头部稍向前倾，防止药物经后鼻孔流入到喉咙。激素类喷鼻剂和抗组胺喷鼻剂并用，比单独使用一种喷剂效果要好。

❖ 鼻用激素类药

鼻用激素是过敏性鼻炎治疗的一线药物，即使是非处方药，也要在医生指导下使用。

鼻用激素喷剂用法同鼻用抗组胺药。使用激素喷鼻剂，每年不要超过2个月，如果需要更长时间使用，要征求医生意见。

喷鼻剂使用得当可以收到最佳效果，如果鼻腔有鼻痂或黏稠的鼻涕，可先用盐水喷鼻剂清洗。叮嘱孩子，如果有药液流入喉咙，要及时吐出。

❖ 其他药物治疗

鼻内抗充血药异丙脱氨，适合短期用于严重鼻塞的宝宝。

鼻内巨细胞稳定剂色甘酸钠，适用于鼻内肿胀、清鼻涕多的宝宝。

口服抗过敏药氯雷他定和西替利嗪，适用于过敏性鼻炎合并荨麻疹的宝宝。

白三烯受体拮抗剂孟鲁司特纳，是治疗过敏性鼻炎的三线治疗药物，适用于过敏性鼻炎合并哮喘的宝宝。

❖ 免疫治疗

免疫治疗可以分为皮下注射或舌下含服两种方式，儿童更适合选择舌下含服免疫治疗。免疫治疗通常用于5岁以上患儿。当最大药物剂量仍不能有效控制过敏性鼻炎症状时，免疫治疗或许可以减轻过敏性鼻炎患者的负担并降低哮喘发病风险。

舌下特异性免疫治疗是免疫疗法的一种，每天用药，坚持数月，不可间断。第一次用药要在医生诊室，确认没有不良反应以后，可带

过敏性鼻炎药物治疗

种类	给药途径和方法	药物名称
鼻用皮质激素类药	喷入鼻腔内，每天1次	处方药：内舒拿（糠酸莫米松/糠酸莫米他松）、丙酸氟替卡松 非处方药：醋酸曲安奈德、布地缩松/布地奈德、丙酸氟替卡松
口服和局部用抗组胺药物	口服药（片剂、液体、胶囊） 鼻用药（喷剂、滴剂） 眼睛滴剂	非处方药：苯海拉明/苯那君、扑尔敏/氯菲拉明、非索菲娜定、氯雷他定、西替利嗪 处方药：地洛他定/地氯雷他定 鼻用处方药：氮卓斯丁
鼻通/去充血药物	口服和鼻用 （有时要与抗组胺药物一起用，单独使用的话，对治疗鼻塞或鼻充血无效	口服盐酸伪麻黄碱（假麻黄碱）、苯福林/苯肾上腺素、口服非处方药、非索菲娜定D、克敏能D、仙特明D 鼻用非处方药：新辛内福林/脱羟肾上腺素（苯福林）、羟间唑啉（羟甲唑啉）
非甾族类鼻喷剂	每天用药喷鼻3~4次	非处方药：色甘酸钠鼻喷剂（色甘酸钠） 处方药：爱全/喘乐鼻喷剂（异丙托溴铵/溴化异丙托品）
白三烯受体拮抗剂	每日口服1次	处方药：顺尔宁（孟鲁司特钠）
舌下免疫疗法	每天将药片放到舌下，在过敏季节前和过敏季节期间	处方药：黄花草、果园、多年生植物黑麦草、猫尾草/梯牧草、草地早熟禾，混合花粉、梯牧草花粉过敏原提取物
皮下注射免疫疗法	开始是每周注射1次，然后过渡到每月注射1次	多种多样的

可能发生的不良反应
鼻腔有针刺感
某些抗组胺药物可能导致嗜睡，某些鼻喷剂可能会使口中有苦味、头痛、鼻腔针刺感
使用喷剂或滴剂数日后，可能会有“反弹”效果，鼻塞可能会加重
鼻子有刺感，或打喷嚏，如果在症状出现前使用，能够帮助预防过敏性鼻炎症状
头痛、耳感染、嗓子痛、上呼吸道感染
刺痒、口部隆肿、喉咙刺激感
注射针头扎刺部位刺痒和隆肿

回家使用。这种治疗不涉及注射针剂，比较安全，因为很少会出现严重的过敏反应。这种治疗方法仅适用于已经明确对哪种物质过敏的情况，如花粉过敏。免疫治疗不适用于食物过敏，食物过敏患者最好的解决办法就是避免接触食物过敏原。

10. 与过敏性鼻炎相关的病症

❖ 过敏性鼻—结膜炎

过敏性结膜炎可以说是过敏症的唯一表现，但通常与过敏性鼻炎相伴，被称为过敏性鼻-结膜炎。过敏性结膜炎主要表现有：眨眼、眼痒、眼红、流泪或流黄脓性物。结膜白色炎症是过敏性结膜炎典型的体征。眨眼是过敏性结膜炎独有的症状，为此，患有过敏性结膜炎的宝宝常被怀疑是神经抽搐，或被认为是不良习惯或精神紧张。细菌或病毒性结膜炎具有传染性，而过敏性结膜炎没有传染性。眼痒是鉴别过敏性结膜炎的特征表现，而细菌病毒感染性结膜炎多会有眼痛。过敏性结膜炎的治疗包括过敏性鼻炎的治疗和滴眼液的使用。

❖ 过敏性鼻炎导致的中耳炎

3岁以下的婴幼儿罹患过敏性鼻炎，并发中耳炎的风险较年长儿高。并发中耳炎时，不会用语言表达的宝宝，会突然哭闹，发脾气，用手拍打头部或拉扯耳朵。已经能很好地用语言表达的宝宝，会告诉父母，他的耳朵痛或堵得慌。一旦并发中耳炎，需及时治疗，同时要积极治疗过敏性鼻炎。

❖ 鼻—鼻窦炎

严重的过敏性鼻炎会累及鼻窦，合并鼻窦炎，称为鼻-鼻窦炎，患有鼻窦炎的宝宝又可反复发作喉炎。鼻窦炎的主要表现有：流黄绿色鼻涕、鼻塞和头痛。3岁以下的宝宝不会擤鼻涕，常因鼻涕经鼻后道流入咽部而引起阵发性咳嗽，多发生在睡眠中和清晨。

❖ 鼻出血

过敏性鼻炎会使黏膜充血肿胀，严重的过敏性鼻炎会出现黏膜糜烂渗血。但鼻出血多发生在宝宝揉搓鼻子或挖鼻孔后。宝宝出鼻血，父母千万要镇静，以免宝宝出现恐惧。首先让宝宝头部略低，用拇指和食指捏住宝宝鼻翼两侧，让宝宝张口呼吸，10分钟后慢慢松开，观察是否还有鼻血流出，如果仍然有，可继续前面方法一次，如果仍然有鼻血流出，或出血量比较多，请及时带宝宝去医院耳鼻喉科就诊。

第五章

支气管哮喘

有数据显示，在全球范围内，儿童哮喘发病率呈上升趋势，在我国也不例外。很多家长一听说孩子得了哮喘，就吓得不得了，总是会联想到影视剧中急性哮喘发作的恐怖场面。其实如果及时发现并配以合理的干预治疗，儿童哮喘是可以得到有效控制，并拥有一个高质量生活的，部分儿童会随着年龄增长，免疫力的提高，最终完全缓解，甚至治愈。

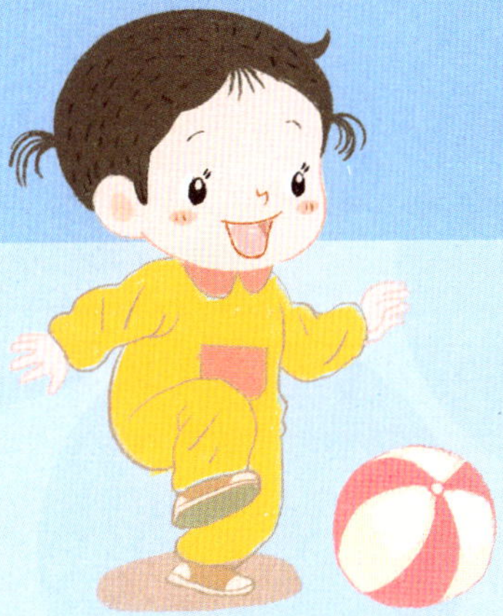

1. 什么是哮喘？

儿童哮喘可发生在儿童期的任何年龄段，是发生在气管、支气管或细支气管的一组慢性病症。呼吸道的炎症反应长期存在，即使在哮喘没有发作的时期，也是如此。这里所说的炎症指的不是病毒细菌感染所致的炎症，而是一种状态，只要触及某一种刺激因子（如尘螨、烟雾或其他致敏原），呼吸道就会出现一系列反应，引发哮喘症状出现。

哮喘的主要特点是：宝宝的呼吸道对环境中大量的刺激因子异常敏感，一旦受到刺激，呼吸道黏膜就会出现红肿，气道收缩变窄，分泌大量黏液，进一步堵塞狭窄的气道，导致宝宝呼吸困难，缺乏氧气的气体呼不出来，富含氧气的新鲜空气吸不进去。如果这些刺激因子持续存在，最终会损害肺的正常生长发育。

2. 哮喘可能的原因有哪些？

❖ 遗传

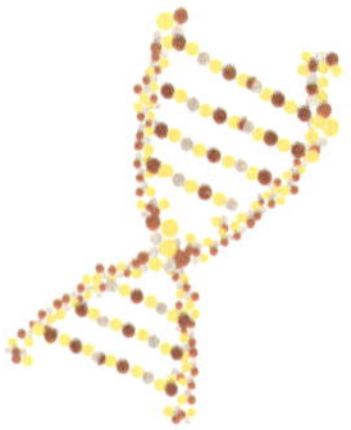

过敏有遗传性，哮喘也有遗传基础，包括没有过敏症状的支气管哮喘在内。但哮喘受环境因素影响极大，很多父母双方均没有哮喘病史或哮喘家族史，他们的孩子却患有严重的哮喘，而很多父母一方或双方有哮喘病史或哮喘家族史，他们的宝宝却没有哮喘病。可见，遗传因素在诊断哮喘方面并不总是那么有意义。

调查表明，男生在10岁前，哮喘的患病率高于女生，但到了青少年期，女生中新发现的哮喘病例高于男生，尤其是在肥胖和早熟的女生中，这种现象更为明显。

❖ 空气污染物

汽车尾气和工业废气污染，对宝宝呼吸道的损伤被广泛研究，研究显示，空气污染除了会直接损伤气管和肺组织外，还能诱发呼吸道炎症，导致有过敏倾向的宝宝呼吸道高度敏感，易罹患哮喘。

❖ 被动吸烟

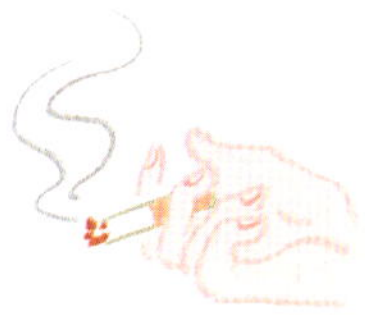

被动吸烟是诱发宝宝哮喘的危险因素，母亲在怀孕早期吸烟，将会损伤胎儿肺部生长，甚至增加未来发展成哮喘的概率。倘若宝宝已经患有哮喘，被动吸烟会导致宝宝哮喘症状持续发生，而且影响哮喘的治疗效果。被动吸烟对婴幼儿和儿童的危害要远远大于成人，规避被动吸烟是预防儿童哮喘和其他呼吸道疾病的重要措施。

❖ 感染

呼吸道病毒感染是儿童发生哮喘最常见的单一触发因素。很多病毒能诱发哮喘，也可加剧原有的过敏性哮喘。在3岁以下的婴幼儿哮喘中，多是由病毒感染触发。比如，常发生于婴儿期的毛细支气管，有的病例会出现很严重的喘憋，甚至需要住院治疗。但可喜的是，很少会最终发展成哮喘。

6岁以后，很少会发生病毒感染触发的哮喘，这个年龄段的儿童，如果是由于过敏原引发的哮喘，很有可能成人后还会继续患有哮喘，需引起父母重视，给予积极干预和治疗。

❖ 药物

在婴儿期使用抗生素，会影响宝宝肠道正常菌群，从而增加过敏

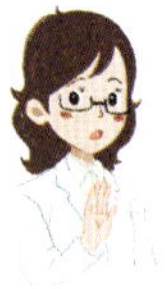

案例回放

一位妈妈对吸烟依赖性很强，在备孕期、整个孕期和产后，全程都没有戒烟，哪怕一天也没有过。她的第一个女宝宝，出生后11天，发现巨大脐疝，生后2个月罹患严重的婴儿肺炎，生后5个月又患了严重的毛细支气管炎，因出现呼吸困难，医生要求父母在病危通知单上签字。虽然最终病愈，但之后，宝宝反复罹患呼吸道感染，4岁以后，才逐渐好转，值得庆幸的是宝宝没有发展成哮喘。当然，在这期间，在医生指导下，父母做了很多预防工作，父母的辛苦没有付之东流，总算有个好结局。

大宝5岁后，妈妈再次怀孕，或许是好了伤疤忘了疼，或许是大宝结局不那么糟糕，或许这位妈妈烟瘾太大了。这位妈妈依然故我，烟不离手，唯一不同的是，妈妈尽可能不在大宝跟前吸烟，因此，妈妈也少了很多与大宝在一起的时光，把更多的时间留给她独立的办公室。二宝出生后，在臀部皮下发现一个五六厘米大小的硬块，出生后2周，就出现了呼吸困难，哺乳困难等症状，被诊断新生儿肺炎，住院输液加雾化吸入治疗。二宝也侥幸地逃过劫难，痊愈了。

如果妈妈不吸烟，或许这两姐妹都不会在她们生命早期患上肺炎，倘若两姐妹恰好是过敏体质或呼吸道呈高度敏感状态，恐怕就没有这么幸运了。孕育下一代，父母需要有科学精神，尊重科学育儿观，选择健康的生活方式，切莫满不在乎，我行我素，心存侥幸。

和哮喘的患病概率。因此，必须在怀疑或证实宝宝患有细菌感染时，才使用抗生素，绝不把抗生素用于病毒感染，如普通病毒性感冒的宝宝。

❖ 心理因素

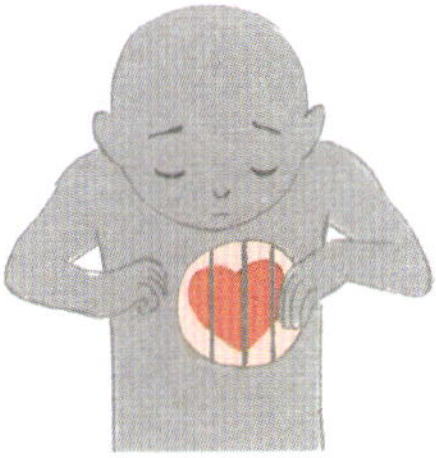

宝宝压力大，有心理负担，会导致哮喘发生或加重哮喘症状。宝宝压力主要来自父母的养护方式，学龄前和学龄儿童可能会面临学习压力。父母要引导孩子热爱学习，而不是逼迫孩子学习。

❖ 过敏原

在3岁以上的儿童哮喘中，过敏原扮演着重要角色。下呼吸道的过敏反应是哮喘持续发生的主要因素，长期暴露在过敏原下，被认为是过敏性哮喘的主要危险因素。可见，规避过敏原也是控制哮喘症状的主要手段。

家庭和学校的常见过敏原	
粉尘	含有尘螨和细小尘粒，这些尘粒中可能夹带着花粉、霉菌、动物皮毛屑等过敏原。
真菌	包括霉菌，因为太小，肉眼无法看到。
带毛动物	猫、狗、小白鼠、沙土鼠、兔子、其他宠物。
布玩具	用动物的毛制作、修剪、填充的玩具。
乳胶	家用和学校用具，例如橡胶手套、玩具、气球、袜子上的橡皮筋、内裤上的橡皮筋。
细菌酶	用来制造漂白和洗涤用品的酶
某些食物	海鲜、花生、鱼和树生坚果等。

3. 诱发哮喘发作的可能因素

患有哮喘的儿童，支气管和肺部的病理改变持续存在，但哮喘症状不一定持续发生，也就是说，宝宝尽管患有哮喘病，但多数时间处于无症状期，比如并没有频发咳嗽、呼吸短促、呼吸带响声，以及胸闷胸痛等。当遇到下面这8个诱发因素时，很有可能诱发宝宝出现显现的哮喘症状。

❖ 病毒感染诱发

患有哮喘的儿童，患病毒性感冒时，会诱发哮喘发作，或使原有哮喘症状加重。是宝宝患了重症感冒，还是普通感冒导致哮喘症状加重？有时很难区分。这两种病的病症都发生在呼吸道，互为因果，相互影响。所以，患有哮喘的儿童，要尽可能地避免感冒，每年接种流感疫苗，可预防因严重的流感导致加重哮喘症状。

❖ 细菌感染诱发

溶血性链球菌感染引起的急性化脓性扁桃体炎，肺炎球菌感染引起的肺炎，嗜血流感杆菌感染引起的肺炎和中耳炎，都会让患有哮喘的儿童雪上加霜。如果宝宝第一次患急性化脓性扁桃体炎，要在医生指导下给予彻底治疗，以免发展成慢性扁桃体炎。治愈后，要继续保持口腔清洁，每天睡前用生理盐水漱口，寒冷季节注意保暖，保证充足睡眠，避免复发。

❖ 烟雾诱发

家里任何人都不要在室内，包括阳台吸烟，二手烟不但是哮喘的致病因素，也是哮喘发作的诱发因素。厨房烹饪时要让宝宝远离厨房，烹调时要关上房门，如果是开放式厨房，先打开抽油烟机，再打开燃气，关闭燃气一两分钟后，再关掉抽油烟机。如果宝宝对鸡蛋过敏，除了不让宝宝吃鸡蛋和含鸡蛋食品外，家里人吃鸡蛋时，也要注意烹饪方法。鸡蛋壳要马上放到垃圾袋内密封，尽量不采用煎、炒、炸的方法，以免空气中飘浮鸡蛋致敏原。

❖ 室内尘螨诱发

尘螨、宠物皮屑和室内灰尘可作为致敏原，诱发宝宝哮喘发作。

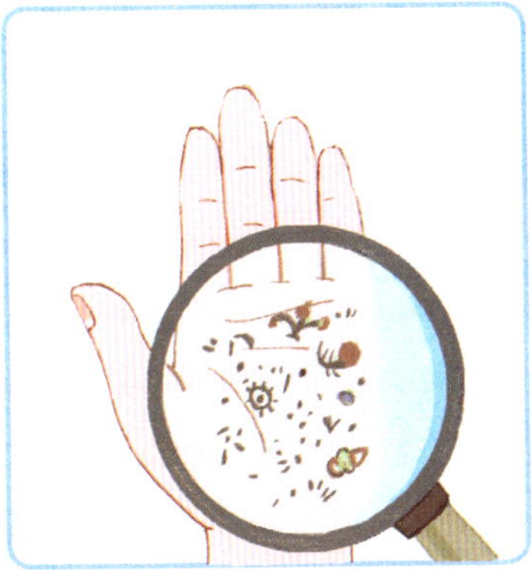

病毒感染诱发

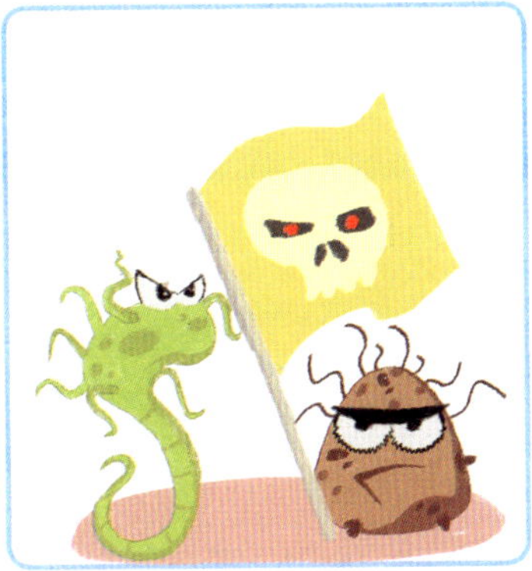

细菌感染诱发

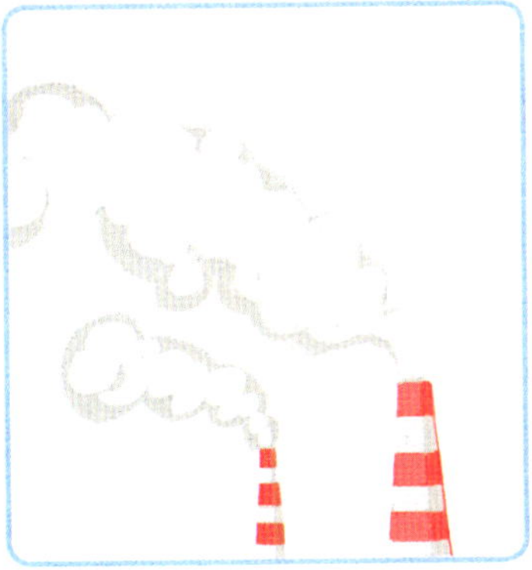

烟雾诱发

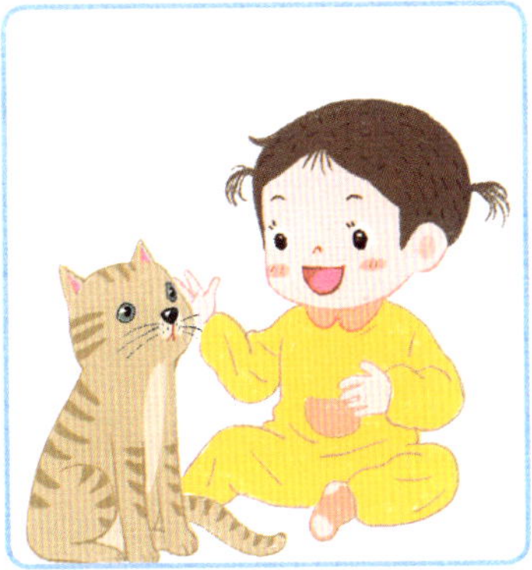

室内尘螨、宠物皮屑等诱发

❖ 空气颗粒物诱发

汽车尾气和空气中的不可见颗粒物都有可能诱发宝宝哮喘发作，如果宝宝对这些因素很敏感，尽量不让宝宝去地下车库，把汽车开到地上后再让宝宝上车。汽车等候红灯或到加油站加油时，不要打开车窗。有空气污染时，要关闭窗门，打开空气净化器，尽量不让宝宝外出，需要外出时，要佩戴有防护污染物作用的口罩。

❖ 精神紧张诱发

精神紧张，压力过大同样会诱发哮喘发作，父母要努力营造和谐的家庭气氛，尽可能地不在孩子面前争吵，不把愤怒带回家。

❖ 霉菌孢子诱发

如果宝宝对霉菌过敏，父母要采取一些措施，减少家中霉菌滋生，霉菌喜欢潮湿，卫生间、厨房、冰箱冷藏室内、空调、加湿器，夏季潮湿季节不通风的地方，都是霉菌滋生地。尽量保持卫生间和厨房干爽，浴盆和洗手盆不要存水，毛巾浴巾要经常晾晒。定期更换空调过滤装置，每周清洁冰箱一次，加湿器要每天清洗一次，儿童房要通风换气，保持干爽。

❖ 剧烈运动诱发

有哮喘或有潜在哮喘的儿童，剧烈运动后有诱发哮喘发作的可能，或者加重哮喘症状，或使潜在的哮喘明朗化。运动诱发的哮喘属于内因性哮喘，是一种特殊的类型。如果宝宝做某项运动后发作了哮喘，父母要仔细排查，找到适合宝宝的运动项目。

有运动性哮喘的儿童是否能上体育课，能参加什么类型的运动，控制在什么强度范围，需要向医生咨询，医生会根据宝宝具体情况，给出适合宝宝的建议。父母要遵循医生建议，不可自作主张，让孩子完全放弃体育课和校内活动，这会影响孩子的心理健康，除非医生有这样的建议。

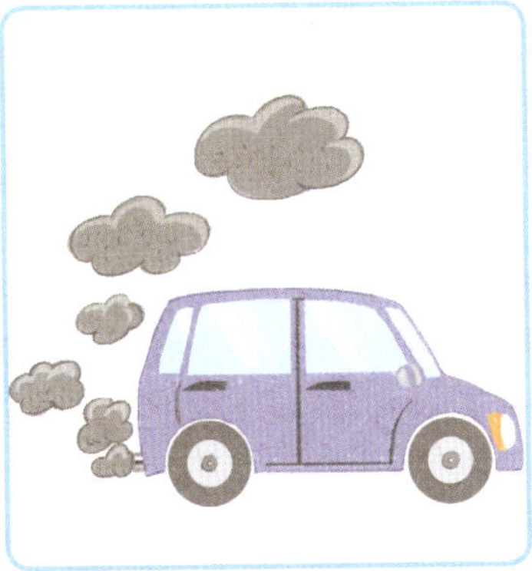

空气颗粒物诱发

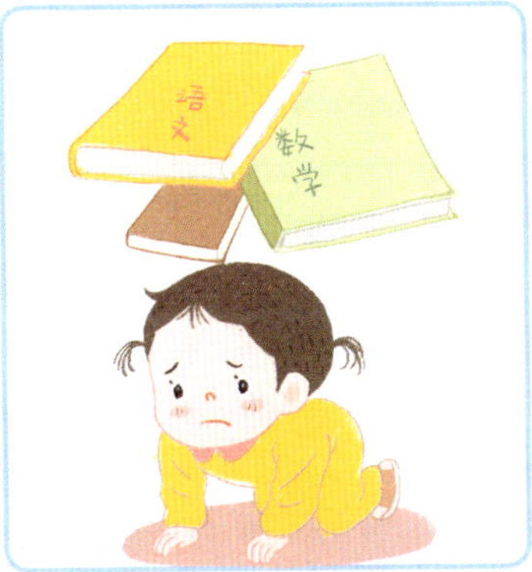

精神紧张诱发

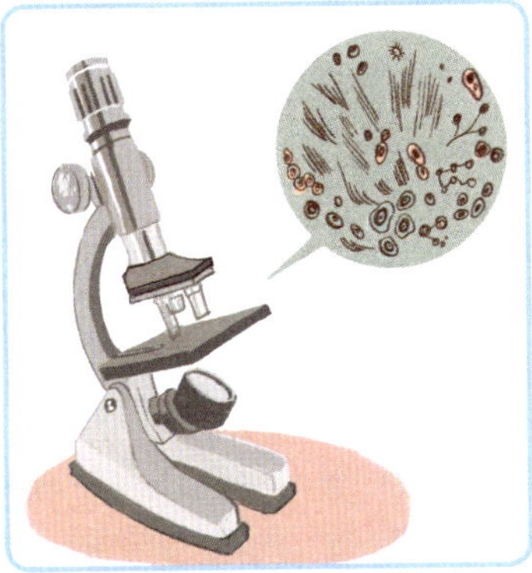

霉菌孢子诱发

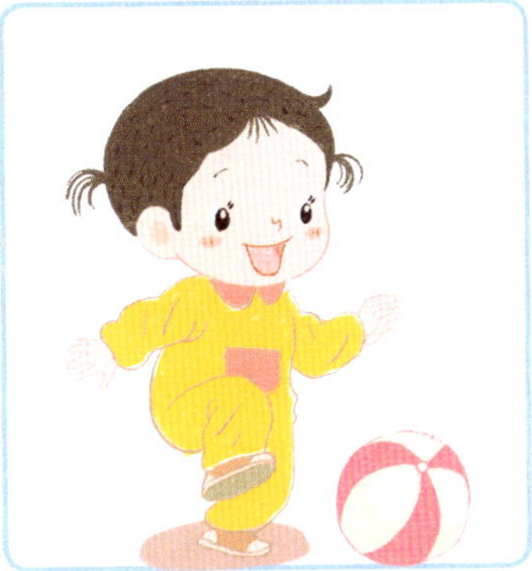

运动诱发

不同年龄段哮喘诱发因素分析

婴儿

诱发因素	程度
呼吸道病变	很常见
过敏症	极少见
污染	常见
鼻炎 鼻窦炎	不常见
胃食管反流	少见

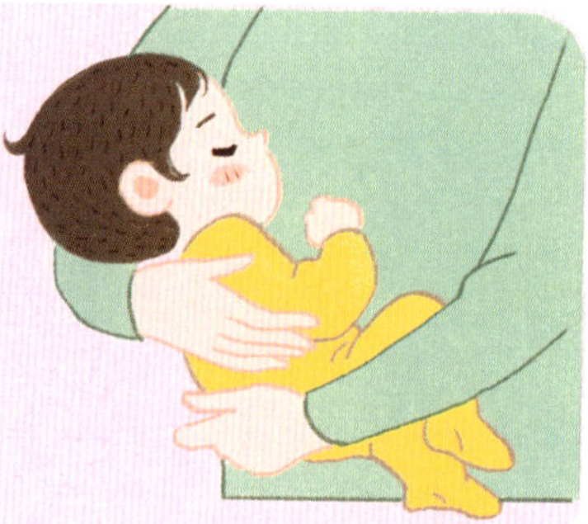

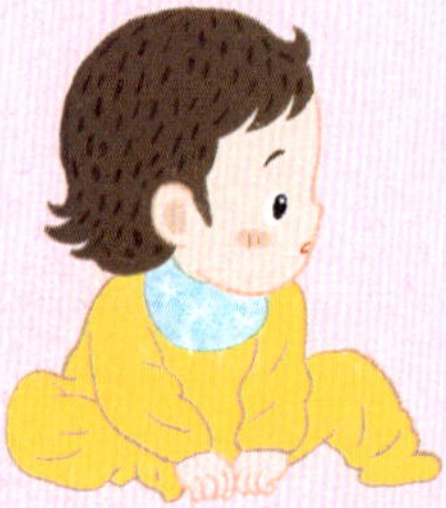

学龄前儿童

诱发因素	程度
呼吸道病变	常见
过敏症	常见
污染	常见
鼻炎 鼻窦炎	很常见
胃食管反流	极少见

学龄儿童

诱发因素	程度
呼吸道病变	常见
过敏症	很常见
污染	常见
鼻炎 鼻窦炎	不常见
胃食管反流	极少见

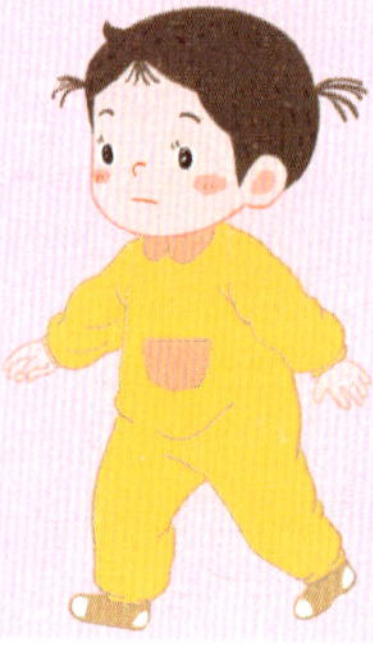

4. 哮喘的常见症状有哪些?

❖ 咳嗽

哮喘样咳嗽主要表现在，夜间阵发性咳嗽、运动后剧烈咳嗽、干咳、持续存在的慢性咳嗽，4岁以上儿童会咳出白色黏稠痰液。有的宝宝咳嗽很厉害，甚至把吃进的饭菜都吐出来。

咳嗽是变异性咳嗽（也称为哮喘前期）唯一的症状，变异性咳嗽多为干咳、顿咳，晚上和活动后加重。但是，咳嗽不能作为诊断哮喘的唯一依据，因为引起咳嗽的原因很多，并非所有的咳嗽都源自哮喘。

❖ 喘气带响声

患有哮喘的儿童，呼吸时，嗓子里会发出呼哧呼哧的喘气声，或是发出音乐般的响声。但是，喘气带响声不是诊断哮喘的独立症状，并非所有的喘气声都是源于哮喘，患有喉喘鸣、急性呼吸道感染、运动后、食物呛入气管，以及周围有刺激物时，也会出现这种响声，或会加重这种响声。

❖ 呼吸短促

患有哮喘的儿童，呼吸频率常较同龄儿快，感到喘气吃力，或喘不上气来，由于呼吸不畅，活跃度下降，不像周围孩子那么爱跳爱蹦。有严重哮喘病的儿童，在休息时或夜间醒来时，也会出现呼吸短促现象。

❖ 胸闷胸痛

能很好用语言交流的孩子，可能会和爸爸妈妈说，他的胸部有被挤压或被紧紧拥抱的感觉，还有的孩子会感到胸痛。

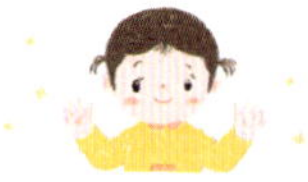

郑大夫小课堂

如果宝宝遇到下面情况应该警惕哮喘

● 患有过敏症时

过敏是免疫系统的一种反应，哮喘是肺部的慢性病变，尽管过敏和哮喘是两种不同的情况，但是过敏与哮喘常常相伴。虽然过敏的儿童并非都有哮喘，然而很多哮喘儿童都有过敏史。所以，有过敏症的宝宝，如婴儿时期有严重的湿疹，幼儿期曾反复呼吸道感染、反复罹患毛细支气管炎和喘息性支气管炎，学龄前期患有过敏性鼻炎，尤其是出现经久不愈的慢性咳嗽，家族中有哮喘患者等情况，要及早带宝宝看哮喘和过敏专科医生，排查哮喘，以免贻误治疗时机。

● 对外界刺激因素过于敏感时

有哮喘的儿童，气道都有慢性炎性损伤，对外界刺激因素过于敏感，一旦接触到哮喘诱发原，支气管就会过度反应，气管压缩变窄，诱发哮喘发作。常见的外界刺激因素包括：运动、冷空气、病毒、空气污染、烟雾、过敏原等。80%的哮喘儿童有过敏倾向，过敏原是最常见的哮喘诱发因素。所以，如果您的孩子对外界刺激因素过于敏感，很容易受外界刺激因素袭扰，出现咳嗽、气短、气促等呼吸道症状，要及时带孩子看呼吸科医生或哮喘、过敏专科医生。

如果孩子近期有以上症状并持续一段时间，还有以下5个情况中的任何一个，建议您带孩子去看哮喘或过敏专家，及早做出诊断，以便早期干预和治疗：

慢性咳嗽；

反复发生喘息性支气管炎；

反复罹患毛细支气管炎；

反复发作急性喉炎或喉头水肿；

反复多次患肺炎。

哮喘诊断并不是一件简单易行的事，需要专业医生给出明确诊断；一旦确诊哮喘，要在专业医生指导下，施以全面综合干预治疗。

5. 儿童哮喘有哪些类型？

一个儿童身上可以见到各种不同类型哮喘（见表），不同类型的哮喘可以重叠发生，有时也可能相互转换，可见，哮喘是一种很棘手的慢性综合病症。大多数哮喘病例都是源于过敏，临床证据表明，患有过敏性鼻炎的儿童，大约有25%会演变成哮喘。

儿童常见不同类型的哮喘

哮喘类型	主要发生特点
感染性哮喘	主要发生在婴幼儿
过敏性哮喘	主要发生在5岁以上儿童
内因性哮喘	由运动、过度生气或情绪异常激动引起
继发性哮喘	继发于其他疾病，如鼻窦炎、胃食管反流等

（资料参考《Allergic Diseases in Children》）

6. 哮喘的诊断

❖ 系统的病史

诊断哮喘缺乏实验室证据，哮喘的诊断主要是根据病史和医生查体，学龄以下的儿童，完全由父母提供病史，学龄儿童可自己叙述部分病史，父母提供更加系统的病史。

❖ 肺功能测试

学龄儿童能够配合肺功能测试。这可作为哮喘的辅助诊断方法，通过肺功能测试，可以检测肺生长情况、肺受损情况，并对哮喘严重程度进行评估。

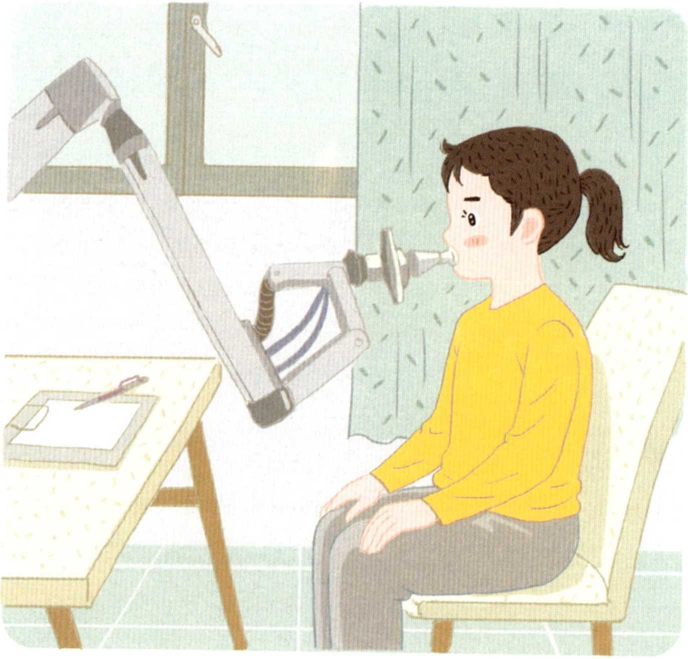

❖ 过敏原筛查

通过过敏原筛查，可寻找支气管哮喘的可能原因，有过敏倾向的儿童，会出现更持久的哮喘。规避可能的过敏原，可改善哮喘预后。

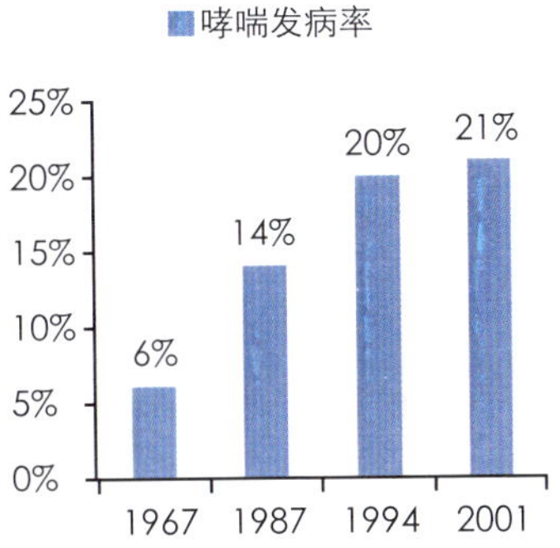

数据参考《Allergic Diseases in Children》
新加坡哮喘发病率增长情况

哮喘的诊断并不像父母想象的那样简单明了，因为哮喘并不是一个独立的疾病，而是一个综合病症。多数临床研究者认为哮喘诊断标准是：前面说过的5个症状中的任何一个症状，持续发生至少有1~3个月，期间至少发生3次哮喘。有时，对于医生来说，很难给婴幼儿做出哮喘的诊断，需要请哮喘方面的专家帮助诊断。过敏性支气管哮喘儿童，可同时伴有其他过敏现象，如特应性皮炎、过敏性鼻炎和过敏性结膜炎等。

7. 哮喘的治疗

哮喘是进行性疾病，可导致呼吸困难，如果哮喘症状严重或持续发生，可导致胸廓畸形。婴幼儿哮喘多是呼吸道病毒感染触发的非过敏性疾病，通常表现为毛细支气管炎和喘息性支气管炎。5岁开始，大多数发生哮喘的儿童有潜在的过敏症，控制过敏性鼻炎有助于控制哮喘的发生。

哮喘的治疗不仅仅是医生的事情，也不仅仅是服用处方药物这样简单。如果宝宝被诊断患有支气管哮喘，父母需要做的是：

- 学习哮喘知识，熟悉哮喘表现；
- 采取正确的护理方法；
- 坚持和监督哮喘的维持治疗；
- 掌握哮喘急性发作时的急救措施；
- 规避过敏原。

哮喘的治疗不是一朝一夕，需要很长时间，而且不仅仅是用药那么简单，涉及很多相关问题，如日常生活、饮食管理、过敏原规避等。您应该为您的宝宝找一位医生，这位医生全面了解您孩子的病史，由这位医生负责宝宝全部诊疗。如果需要看其他专业医生，也最好由您孩子的专职医生介绍。尽管有很多非处方抗组胺药物、缓解充血的药物、鼻喷剂等，最重要的还是要与宝宝的医生合作，对宝宝的过敏和哮喘做出明确诊断，然后对症治疗。

治疗哮喘常用药物

吸入用糖皮质激素	
药名	吸入用 布地奈德混悬液
适用年龄	雾化吸入用，可用于4岁以下儿童。
用药注意	贮存中会发生一些沉积。如果在振荡后，不能形成完全稳定的悬浮，则应丢弃。 给药后清水漱口，可减少口咽白色念珠菌感染的发生。 如果与支气管扩张剂同时使用，两种吸入剂之间应间隔5~10分钟。
起始剂量	一次0.5～1mg，一天二次，严重哮喘期或减少口服糖皮质激素时的剂量与此相同。
维持剂量	保持无症状的最低剂量，一次0.25～0.5mg，一天二次。

不良反应	发生率≥3%的：发热、鼻窦炎、疼痛、咽炎、支气管痉挛、支气管炎和头痛。 发生率为1%～3%的：过敏反应、胸痛、疲劳、流感样症状、喘鸣、感染、发声困难、湿疹、脓疱疹、瘙痒、耳痛、眼部感染、厌食症、情绪不稳、肌痛、接触性皮炎、紫癜。 布地奈德的耐受性好，大多数不良反应都很轻．且为局部性，布地奈德引起的全身作用和口咽并发症与剂量有关。
禁忌	对布地奈德或任何其他成分过敏的儿童禁用
雾化吸入用支气管舒张剂	
药名	吸入用 异丙托溴铵溶液
适用年龄	12岁以上青少年
推荐维持剂量	急性发作治疗：每次1个单剂量小瓶；病情稳定前可重复给药，给药间隔由医生决定。
用药注意	单剂量小瓶中每1毫升雾化吸入液可用生理盐水稀释至2~4毫升。可以和祛痰剂盐酸氨溴索（沐舒坦）雾化吸入液、盐酸溴己新（Bisolvon）雾化吸入液和非诺特罗（Berotec）雾化吸入液共同吸入使用。和含有防腐剂苯扎氯铵的色苷酸钠雾化吸入液不要在同一雾化器中同时吸入使用。药物打开后应立即使用。
不良反应	头痛、恶心和口干。可能引起咳嗽，局部刺激，极少情况下出现吸入刺激产生的支气管收缩。皮疹，舌、唇和面部血管性水肿、荨麻疹、喉痉挛的过敏反应曾有报道。
禁忌	禁用于对阿托品及其衍生物及对此产品中任何其他成分过敏者。

8. 哮喘和其他呼吸道疾病的区别？

❖ 哮喘特点

①病变存在于哮喘的所有时段，即使无哮喘发作；

②发病年龄多在5岁以后；

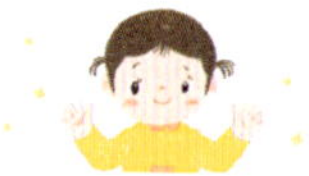

郑大夫小课堂

母乳喂养不但可降低宝宝食物过敏风险，还能降低宝宝感染性疾病的发生率，尤其可减少宝宝罹患呼吸道和消化道感染。对有过敏遗传家族史的宝宝来说，母乳喂养就更意义重大了。宝宝出生后以（牛奶基）婴儿配方奶粉喂养时，发生牛奶蛋白过敏的风险很高，而一旦发生牛奶蛋白过敏，就会引发对其他蛋白质过敏现象。有证据表明，食物过敏与哮喘发生有关系。

③多有过敏体质和过敏家族史；

④一年四季均可发作，花粉过敏引发的哮喘，有明显的季节性；

⑤多发作于感冒、尘螨、霉菌、烟雾、空气污染、花粉等外界因素刺激时；

⑥哮喘发作时，会出现呼吸困难和缺氧表现；

⑦轻症咳嗽和喘不上气来，中度呼吸加快和不能平卧，重症静止状态呼吸困难和口周发绀；

⑧由病毒细菌等致病微生物感染诱发的哮喘，可能伴有发热。

❖ 喘息性支气管炎特点

①患病前，支气管是健康的；

②多发生于婴幼儿；

③有严重湿疹的婴儿，幼儿期患喘息性支气管炎的可能性较大；

④多发于冬季和初春季节；

⑤多发生于气温突然下降或感冒后咳嗽经久不愈时；

⑥没有明显的呼吸困难和缺氧表现；

⑦发病最初1~3天可伴有发热；

⑧呼吸时会发出丝丝或呼哧呼哧的声音，夜间和清晨症状重，可能被咳醒。

美国儿科学会把喘息性支气管炎视为哮喘的一种类型。我国和其他国家则认为，婴幼儿反复罹患喘息性支气管炎，很有可能会最终发展成支气管哮喘。

❖ 毛细支气管炎特点

①患病前，细支气管无病变；

②多发生于2岁以下的婴幼儿，尤其是1岁以下的婴儿；

③多发病于寒冷季节和气温骤降时；

④50%以上由合胞病毒感染所致，副流感病毒也会引发此病；

⑤发病最初可有发热和流涕等感冒表现，几天后出现咳嗽、呼吸频率增快；

⑥一周左右出现喘憋、呼吸急促，甚至出现明显的呼吸困难。

❖ 急性支气管炎特点

①患病时，支气管出现“一过性”（某一临床症状或体征在短时间内一次或数次出现）炎症；

②可发生在任何年龄；

③多发生在冬春季和温差变化很大的时节；

④多由病毒感冒加重引起，有时会在病毒感染基础上并发细菌感染，伴有鼻炎和咽喉炎；

⑤最初表现为流涕、打喷嚏、咳嗽和发热感冒症状，也可直接表现为咳嗽；

⑥无喘息和哮喘样症状，也无呼吸困难。

❖ 常被误认为哮喘的“喉喘鸣”

有的新生儿出生后喘气不大正常，吸气时，喉中发出笛音那样的高调音，呼气时就听不见了。宝宝哭闹或吃奶时，高调音明显，睡着后又减轻了。新手父母往往以为这是宝宝呼吸道有了异常，甚至猜测宝宝得了气管炎、肺炎或哮喘，其实这是典型的喉喘鸣，不是哮喘。

通常情况下，新生儿出生后，喉喘鸣并不明显，生后数周变得越发明显。喉喘鸣发生原因主要是因为喉软骨软化，一般在出生后6月~12个月自行消失。如果宝宝喉喘鸣程度比较严重，持续时间也比较长，需要向医生咨询。

有时候妈妈会听到，宝宝喉咙里发出“呼噜呼噜”声音，似乎有很多痰液积聚，偶然咳嗽几声，没有明显的鸣笛声，吃奶睡觉等其他方面未发现异常。这很可能是宝宝喉咙中真的有痰，如果宝宝有清鼻涕流出，或者有鼻塞，不排除鼻涕从鼻后道流向咽部，形成痰液，因新生儿还不会很快地把分泌物咽到胃内，更不会把痰液咳出来。遇到这种情况怎么办呢？可在喂奶前，给宝宝拍背，帮助宝宝把积聚在咽部的痰液咽到胃内。拍背时要注意保护宝宝头颈部，不要堵住宝宝口

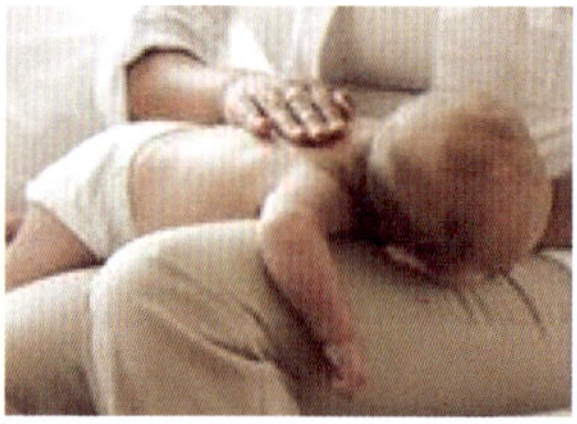

把手握成空拳状，给宝宝拍背

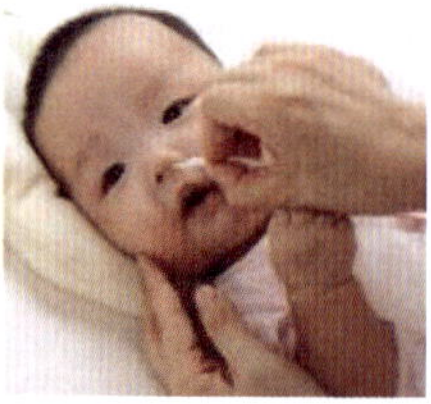

用布捻子清理鼻涕

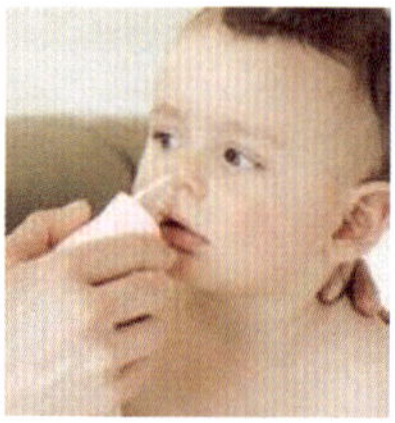

用洗鼻器吸出清鼻涕

鼻。如果鼻涕比较多，要帮助宝宝清理鼻腔。

❖ 哮喘儿童适于进行什么运动锻炼？

对于哮喘儿童来说，学习游泳或漂浮是很好的活动。漂浮时身体仰卧，头保持后仰，可以让孩子身心放松，但漂浮只适于比较安静的儿童，紧张或神经过敏者不宜进行漂浮运动，这些孩子可以学习游泳。

同样的，骑自行车，进行各种球类运动，体操，跳舞，跑步等，这些运动也会使孩子感受到精神的快乐，同时获得健康的锻炼。

吹奏管乐器，如唢呐、单簧管、双簧管或长笛等，则可以调节哮喘孩子的呼吸系统。让孩子的呼气时间延长。

唱歌也是膈肌训练的好方法。

总的来说，哮喘儿童开始进行这些活动，并学习用膈肌活动来改善呼吸以后，其哮喘病情得到明显的改善。鼓励你的孩子至少进行上述的任何一项锻炼，但不要对孩子施加任何压力，除非你的孩子真正喜欢进行某种活动，否则他们的积极性可能受挫，锻炼活动的收益也微乎其微。

第六章

其他过敏性疾病

除了婴幼儿高发的湿疹、食物过敏和过敏性呼吸道疾病外，在日常生活中，还有一些常见的过敏性疾病，一并收集在本章，方便家长了解相关知识，及时找到解决办法。

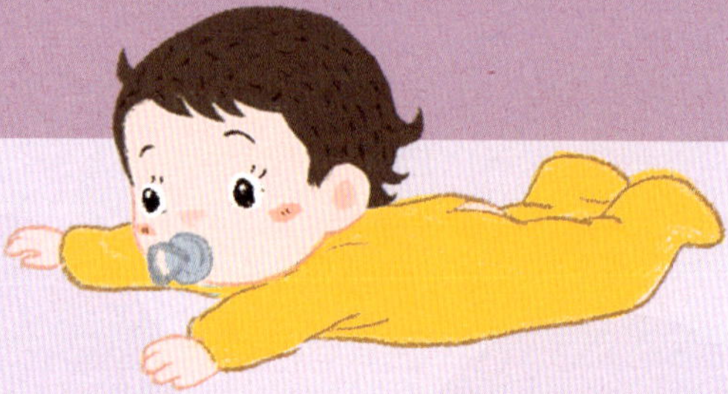

1. 荨麻疹

❖ 荨麻疹是过敏性疾病吗?

荨麻疹常被分为三种类型：急性荨麻疹、慢性荨麻疹、接触性荨麻疹。其中，引起急性荨麻疹的原因中包括过敏反应，所有可引发过敏反应的过敏原都可引起急性荨麻疹。引发荨麻疹的诱因很多，如食物过敏、药物过敏、紫外线过敏等。过敏体质儿童较非过敏体质的儿童更易患荨麻疹。慢性荨麻疹和接触性荨麻疹多与过敏反应无关。

❖ 荨麻疹有哪些典型表现?

荨麻疹典型皮肤表现为，隆起的、不规则的红色皮疹，大小不一，小的可以不到一厘米，大的可达十几厘米，甚至皮疹完全融合成片。皮疹之间有正常皮肤，类似皮疹间苍白的边界。拉紧皮疹两侧皮肤，红色皮疹似乎消失，与周围正常皮肤色泽接近。

周身起荨麻疹真的很痒，甚至把皮肤抓破都不能缓解瘙痒。用力的抓挠使皮肤遭受损害，又加重过敏性炎症反应。抹止痒剂可减少抓挠，降低过敏反应程度，减轻炎症反应。常用的止痒药有炉甘石洗剂，1%氢化可的松也具有消除过敏炎症反应作用，具有间接止痒效果。婴儿不会随自己意愿抓挠，也不会用语言表达他有多么地瘙痒，只能通过哭闹来表达，睡眠不安，来回翻滚，妈妈抱着时，宝宝会在妈妈身上蹭来蹭去，用来缓解瘙痒症状。

风团样荨麻疹最大的特点是来无影去无踪，突然发作后，没做任何处理，几小时或一两天就消失了。

丘疹样荨麻疹常常是悄悄地来，迟迟地归。涂抹抗过敏药膏，吃了抗过敏药，一周，两周…几周过去了，皮疹时而少些，时而又多些，用药后皮疹接近消退，停药后又出现了。再次用药，效果就没那么好了，几周，甚至几个月都不消失。多数情况下全身用药效果好，局部涂药几乎无效，如果对药膏中的某一成分过敏，涂药的部位皮疹可能起得更多。

❖ 如何缓解荨麻疹症状？

治疗荨麻疹的重要环节是寻找可能的过敏原，过敏科（变态反应科）医生会通过仔细询问病史、查体和必要的过敏原测试，做出明确诊断。一旦找到过敏原后，父母要协助孩子严格规避。

药物治疗选用儿童专用剂型的氯雷他定，配合葡萄糖酸钙和维生素C。局部使用抗过敏药可减少药物使用剂量，故皮肤涂抹的抗过敏霜剂的使用越来越广泛，如赛庚啶软膏和苯海拉明软膏。使用激素类外用药要向医生咨询，选择适合孩子年龄的种类，如1%氢化可的松乳膏。

❖ 荨麻疹与其他皮疹的图示辨别

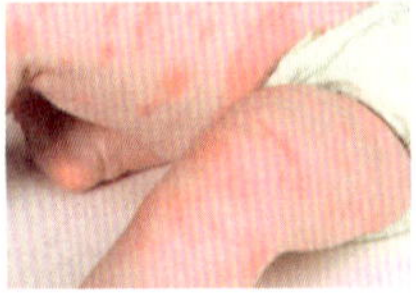

荨麻疹（风团样）

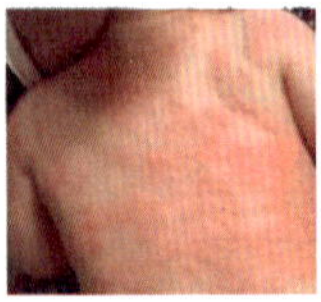

荨麻疹（融合成片）

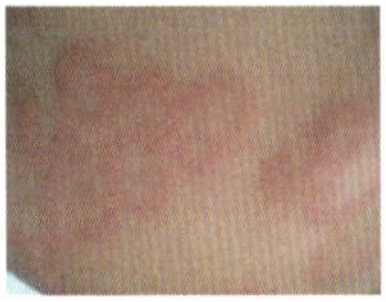

荨麻疹（环形红斑）

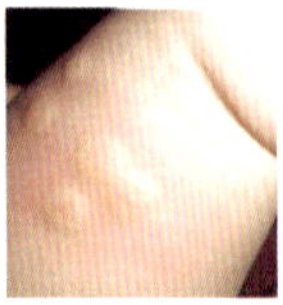

荨麻疹（大丘疹）

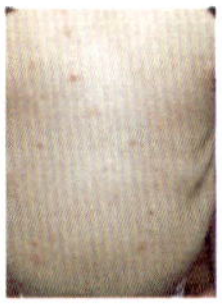

荨麻疹（小丘疹）

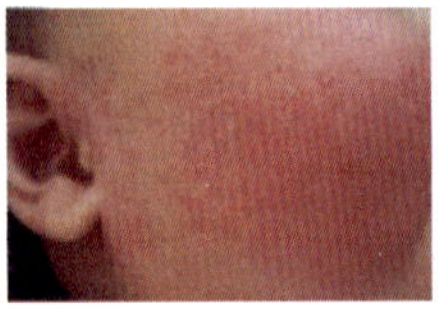

湿疹

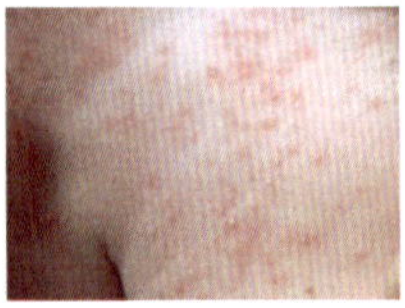

痱子

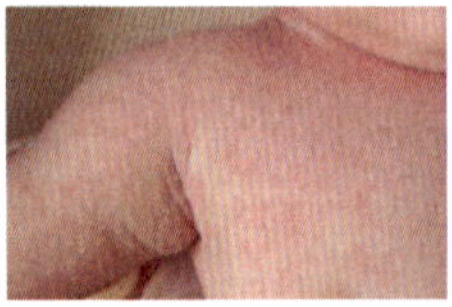

痱子

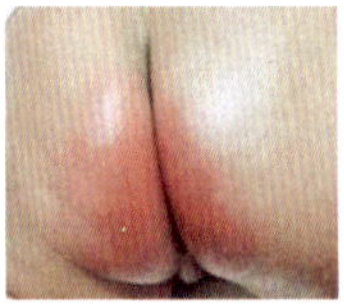

尿布疹（臀红）

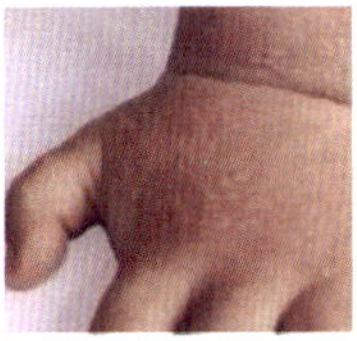

沙土性皮炎

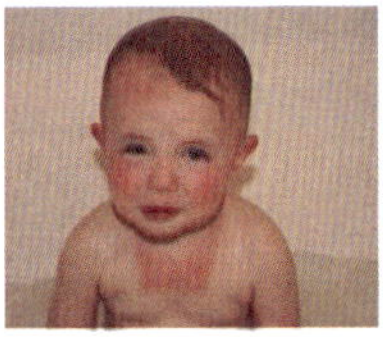

日光性皮炎

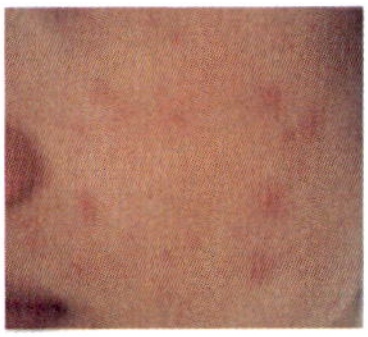

日光性皮炎

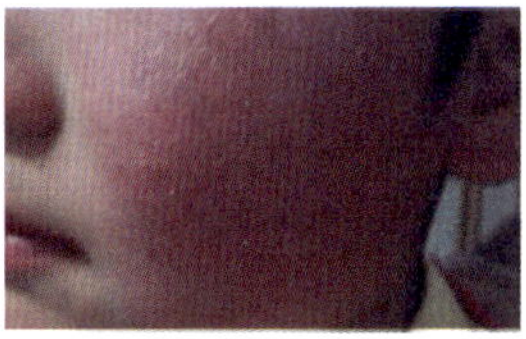

日光性皮炎

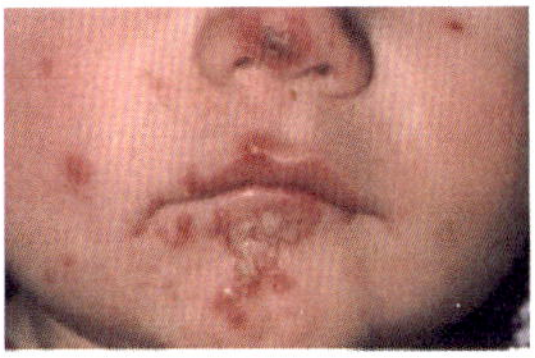

脓疱疮

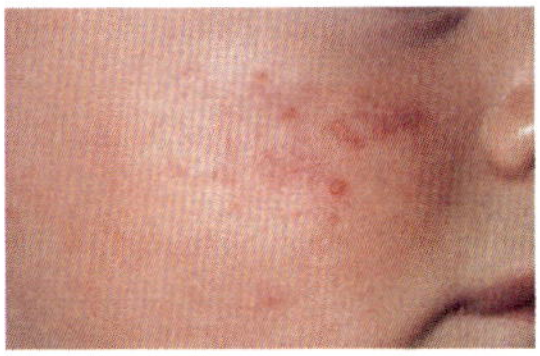

痤疮

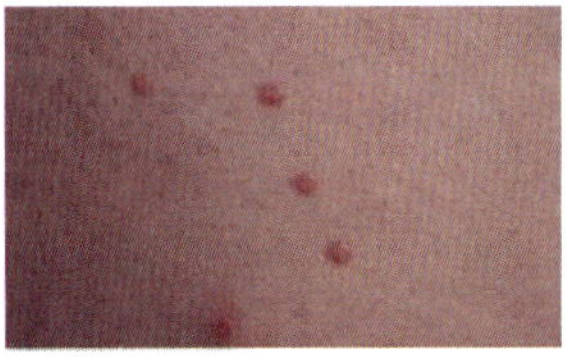

传染性软疣

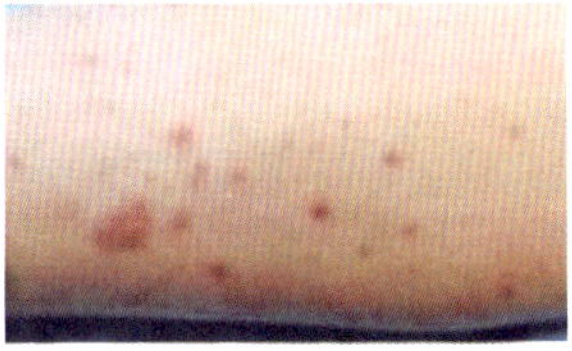

过敏性紫癜
（新旧不一，大小不等）

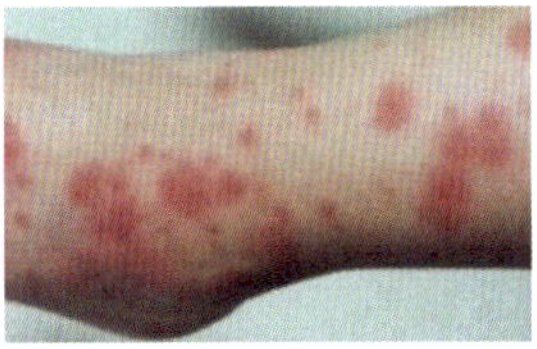

过敏性紫癜
（部分融合成片）

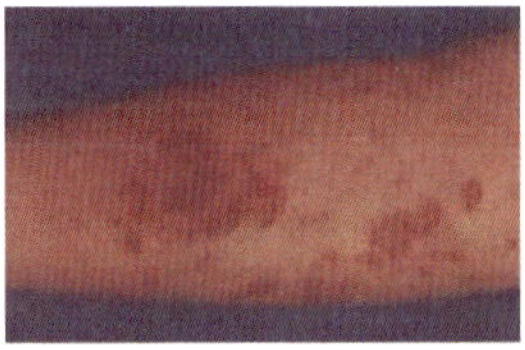

过敏性紫癜
（陈旧紫癜，抓挠后）

2. 血管性水肿

当过敏反应发生在疏松的组织中，如眼睑和口唇时，这些疏松的组织会出现肿胀，这种现象就被称作血管性水肿。这是血管过敏反应所致，皮肤和黏膜下的血管扩张和组织液渗出，甚至出现巨大的水泡。如果这种反应发生在喉部，引起喉头水肿，可引发致命性窒息。

引起急性血管性水肿的过敏原多是食物，比如豆荚属科中的花生和豌豆，海鲜中的虾蟹和贝壳，还有鸡蛋、牛奶和鱼。一些药物也可引起血管性水肿，如青霉素过敏，还有昆虫叮咬，比如遭受黄蜂毒刺蜇伤，甚至可导致过敏性休克和窒息，危及生命。

尽管这种情况并不常见，但父母要想到这一层，如果宝宝突然出现呼吸困难或窒息，一定要实施急救（详细内容见“第七章 致命性过敏反应”）。

3. 药疹

药物引起的不良反应多而复杂，过敏反应是其中的一种，药疹是常见的表现。最初的过敏反应多在使用药物后7~10天出现，以后再次使用药物，发生过敏反应则多在用药后数小时或数天内出现。

❖ 药疹的皮肤表现

弥漫性鲜红色斑或半米粒大至豆大红色斑丘疹，密集对称分布，形态如麻疹样或猩红热样，多在停药后2周消退。严重的药疹或过敏后未及时停药，可发展成剥脱性皮炎。有的药疹为风团样皮疹，类似荨麻疹，但色泽红、持续时间长，除瘙痒外还伴有刺痛或触痛。青霉素和含有血清蛋白的药物可引发致命性过敏反应，反应迅速，症状严重，可危及生命。极个别服用乙酰氨基酚后可出现剥脱性皮炎。

❖ 药疹的诊断

药疹与其他过敏性疾病引起的皮疹不易区别，诊断时必须根据病史及发展过程加以综合分析而做出判断。如果您的孩子在使用药物期间出现皮疹，要想到药疹的可能，向医生咨询，如果医生确定是药物所致，要及时停药。如果必须服用此类药物，要由医生开具处方，切不可随意更换。

❖ 药疹的治疗

很轻的药疹，可局部涂止痒剂，并停止使用导致过敏的药物；比较重的药疹，除了停药和局部使用止痒剂外，还要口服抗过敏药物；重症药疹，需使用糖皮质激素或住院治疗。引发了致命性过敏反应，需要紧急施救。

❖ 药疹的预防

如果宝宝有过敏史，尤其是有药物过敏史，要清晰记忆，不可忘记。给宝宝食用药物时，一定要向医生咨询，不可自行购买并使用，包括OTC药物。带宝宝看医生，要告知医生孩子的过敏史，特别是药物过敏史。

对某种药物过敏的，一定要确定给孩子使用的药物中不含这种药物成分。有时，和这种药物的化学结构式相关的药物，有可能存在着交叉过敏反应。所以，如果您的孩子曾经发生过严重的药物过敏反应，在用药前，一定要向医生咨询，准备服用的药物有无曾经引发宝宝严重过敏反应的药物成分，或者在化学结构上与引发过敏的药物相似。

4. 过敏性紫癜

❖ 过敏性紫癜是过敏性疾病吗?

从疾病的名称来看，肯定是过敏性疾病了。事实上，到目前为止，医学上对过敏性紫癜的发病机制尚无确切定论。被医务界广为接受的是，不同的诱因引起人体的免疫系统异常反应，引起了细小血管无菌性炎症和坏死。少数由食物、药物、花粉、尘螨和化学物品引起的过敏反应，多数发生在细菌或病毒感染后。

❖ 过敏性紫癜有哪些表现?

过敏性紫癜主要是周身细小血管受损，如果皮肤的血管受累就会表现为皮肤型；如果肠系膜或肠壁的血管受累，就会表现为腹型；如果关节的滑膜血管出现病变或肌肉内的血管受到侵犯，就会表现为关节型；如果肾脏血管受累，就会出现肾型。细小血管分布在全身，一旦发病，会累及多个部位。所以，临床上，单纯表现为皮肤型、腹型、关节型或肾型的并不多见，常会两种类型或多种类型共存，表现为混合型。

(1) 皮肤型

这是最常见的过敏性紫癜类型，也称为单纯型。以皮肤瘀点为主要表现，可伴有皮肤轻微瘙痒和丘疹。瘀点多出现在下肢内侧或关节周围和臀部，呈对称分布；多分批出现，颜色深浅不一，刚出现时为鲜红色，一两天后颜色变暗，并逐渐消退，周边会有新的瘀点再现；瘀点大小不等，小的如针尖大小，大的如花生粒大小，也可融合成一大片，有的高出皮面如赤豆；如果未发生融合，则瘀点边界清晰，周围可见正常皮肤；按压瘀点不能使之褪色。

(2) 腹型

腹型紫癜主要表现为腹痛，常呈阵发性绞痛或持续性钝痛，可伴有呕吐、腹泻和血便，根据肠壁出血量不同，大便可呈柏油样黑便、暗红色的大便，甚至血水样的大便。也会引起胃肠功能减退，食欲降低，食量减少。如果皮肤表现出现在胃肠症状之前，很容易被误诊为急性胃肠炎或细菌性肠炎。

(3) 关节型

关节型紫癜以膝、踝、肘、腕等关节肿胀和疼痛为主，如果关节的滑膜血管出现病变，会出现关节肿胀。倘若肌肉内的血管受到侵犯，可引发腿痛，出现行走困难，甚至跛行，检查时，会强烈拒绝触碰疼痛部位。

(4) 肾型

肾小球是由中小血管环绕而成的，因此，肾脏很容易受累。肾型紫癜多见儿童期，常在皮肤出现紫癜后一周左右出现显微镜下血尿和蛋白尿，严重的可以出现肉眼血尿、浮肿、少尿及肾功能减退。如果肾脏受累，就称之为紫癜性肾炎了。

过敏性紫癜是血管病变，细小血管遍布周身各脏器，只要有血管的地方，都有可能受累。只是以上四个部位更易受累，是绝大部分罹患过敏性紫癜的常见表现。如果仅是皮肤紫癜，就称为单纯性紫癜；如果除了皮肤紫癜，还合并有腹部，或关节，或肾脏症状，则称为混合性紫癜。

❖ 过敏性紫癜的诊断

父母第一发现的症状多是皮疹，看医生后才获知孩子患的是过敏性紫癜。对于有经验的医生来讲，通过询问病史，身体检查，皮疹特点，结合实验室辅助检查，做出过敏性紫癜诊断并不难。

❖ 过敏性紫癜的治疗

此病最直观的表现是皮疹，很可能会给孩子带来心理负担，父母也会因反复出现的皮疹焦急，这样的心理状态是不利于孩子康复的。父母要冷静下来安慰孩子，告诉孩子，皮疹会慢慢消退，消退后皮肤会完好如初，不会遗留疤痕，也不会有色素沉着，需要注意的是不要用手抓挠，如果有痒感，告诉父母，可在医生指导下涂抹止痒剂，针对皮疹不需要特别的治疗。

如果伴有关节肿胀或肌肉疼痛，多会在一周左右好转至消失，绝大多数不会留下畸形等后遗症。让孩子注意休息，减少活动，不要做负重运动。不要自行使用止痛药或外用涂抹药物，避免错误用药，一定要在医生指导下使用药物。

如果孩子有腹痛症状，父母要密切观察大便性状，定期化验大便常规，如果镜检有红细胞或潜血阳性，提示肠壁血管出血，饮食上要格外注意，给孩子吃易消化食物。如果出现肉眼血便，提示出血量比较大，要及时看医生，在医生指导下，给孩子吃易消化、低纤维、软烂、泥糊状或流质食物，避免肠道大量出血，危及生命。

过敏性紫癜肾脏受累多见，紫癜性肾炎绝大部分都发生在患过敏性紫癜的6个月以内。因此，在发病后的6个月以内，要观察孩子的尿液情况，定期化验尿液，以便早期发现肾脏损害，及时有针对性地治疗。只要发现及时、治疗得当，大部分紫癜性肾炎的预后较好，一两年恢复正常，但需要随访3~5年，最少也要随访2年。

过敏性紫癜确切病因尚未彻底研究清楚，故目前缺乏针对真正病因的治疗药物。目前更多倾向是免疫系统防御过度，故采取免疫抑制疗法，使反应过激的免疫系统重新归于平静，如糖皮质激素治疗方案。与此同时，尽力找出可能的过敏原和致病因素，并规避之，如控制可能的病毒、细菌或其他致病微生物感染，暂时停食可能的过敏食物和药物，避开有害化学物品，暂停疫苗接种，远离花粉、霉菌和尘螨。

5. 日光性皮炎

❖ 宝宝易患日光性皮炎吗?

宝宝学会走路以后，最喜欢的就是到户外自由玩耍，醒来就会想着大自然里美好的一切，困了累了也不想回到室内。让宝宝多到户外玩耍，在明媚的阳光下跑跳嬉戏，看着微风吹拂下的树叶花草，聆听着鸡鸣鸟叫，看着小河里的鱼儿欢快游泳，感受着微风拂面，呼吸着清新空气。这一切的一切，让孩子乐不思蜀，毫无保留地喜欢上大自然。

毫无疑问，多带宝宝到户外玩耍可促进宝宝健康成长。但父母要想到，如果宝宝稚嫩的皮肤在烈日炎炎下裸露几十分钟，甚至十几分钟，就有可能给宝宝的皮肤带来伤害，发生日光性皮炎。如果宝宝皮肤比较敏感，又是过敏体质的话，即便在春秋季节，如果不加任何防护地在阳光下长时间玩耍，也有发生晒伤的可能。再连续给宝宝吃感光食物，如菠菜、芹菜、无花果等，即使短时间在阳光下玩耍，也有发生日光性皮炎的可能。带宝宝去海边玩耍或露天游泳，如果没有很好的防护，更容易导致日光性皮炎。

❖ 日光性皮炎都有哪些表现?

日光性皮炎主要是皮肤过度暴露在日光下，遭受日光中紫外线损伤，引起过敏反应所致，在阳光下暴晒的时间越长，过敏反应则越严重。正常皮肤经紫外线辐射使真皮内多种细胞释放组胺、5-羟色胺、激肽等炎症介质，使真皮内血管扩张、渗透性增加。日光性皮炎易发生在面部、颈部、手臂、肩背部等外露皮肤部位。晒伤处会有烧灼感或刺痛感，可见界线清楚的鲜红色红斑，严重者可出现水疱、糜烂，几天后，红斑颜色逐渐变暗、脱屑，留有色素沉着，几周后逐渐变淡至消退。轻者2~3天好转，重者一周后才能缓解。

紫外线对皮肤的伤害程度		
紫外线类型	波长	对皮肤的损害
UVA（长波黑斑效应紫外线）	320~400nm	穿透力强，直达真皮层，破坏弹性纤维和胶原蛋白，作用缓慢持久，对皮肤的损害有不可逆转的累积效应，是皮肤晒黑的根源。
UVB（中波红斑效应紫外线）	290~320nm	穿透力中等，可达真皮表面，对皮肤作用迅速，会引起皮肤的光敏反应，使皮肤出现红斑和炎症，是皮肤晒伤的根源。
UVC（短波灭菌效应紫外线）	200~290nm	穿透力弱，只达角质层，绝大部分UVC会被大气阻留，较少会伤及皮肤。

❖ 如何预防日光性皮炎？

（1）简单的防晒措施

太阳光对宝宝的健康是必不可少的，但是阳光在给宝宝带来好处的同时，也潜藏着危险，那就是太阳紫外线（UV）辐射对宝宝的皮肤和眼睛的伤害。儿童，尤其是婴幼儿皮肤脆弱，对紫外线辐射非常敏感，而他们在户外逗留的时间却比较长，很容易发生日光性皮炎。父母应给宝宝采取有效的防晒方法，避免宝宝遭受太阳紫外线的辐射。

阴凉处、树荫下、太阳镜、遮阳伞、遮阳篷、衣服和帽子可防护皮肤免遭紫外线晒伤。但树阴下、遮阳伞、遮阳帽或遮阳篷不能起到完全防晒作用，身体持续暴露的部位要涂抹防晒霜，如面部和手部等。即使涂抹了防晒霜，也不能让宝宝长时间暴露于太阳下。去户外前，可以查看紫外线指数，当紫外线指数为3或更高时，一定要采取有效的防晒措施。

从理论上来讲，6个月以下婴儿的皮肤，尤其是小脸蛋，是不宜在阳光下裸露的，婴儿应始终待在阴凉处。6个月以下婴儿不宜涂抹防晒霜，戴遮阳帽或打遮阳伞，仍然不能完全阻挡紫外线反射到宝宝皮肤上。所以，即使做了防护，也不能在强烈阳光下逗留时间过长。

10：00~16：00是紫外线很强的时段，宝宝皮肤最容易被晒伤，带宝宝外出，最好避开这个时段。如果不能避开，可根据季节气候和阳光强烈程度，选择戴遮阳帽、穿遮阳衣、打遮阳伞、涂防晒霜，在树荫下或阳光被遮挡的阴凉处玩耍。不要让孩子毫无防护地在阳光下玩耍，以免晒伤。

如果总是限制孩子自由跑跳玩耍，孩子会感到郁闷。在烈日炎炎的时候，可选择在太阳升起后的2小时以内，或者太阳西下前的2小时内这两个时间段，阳光不是很刺眼，紫外线强度也不是那么的强烈。孩子可以在户外自由自在地嬉戏玩耍，清晰地看大自然中的颜色，不必戴着大檐遮阳帽和墨镜或打着遮阳伞，但需要给宝宝涂抹防晒霜。

（2）穿衣戴帽

建议给宝宝穿薄的、透气性好、颜色偏深的衣服。因为浅色衣服会将紫外线反射到脸部，而宝宝面部皮肤是最易晒伤的部位。

不建议给宝宝剃光头，即使在炎热季节也不要这么做，光头不会让宝宝更凉快，相反，因为缺乏头发的阻挡，会感觉更热，裸露在外的头皮容易被晒伤。剪个寸头是不错的选择。

（3）露天游泳

炎热季节，在户外游泳是一项让宝宝感到很惬意的运动项目。爸爸妈妈可别忘了晒伤的问题。在水和泳池的折射作用下，紫外线的强度会增强很多，更容易罹患日光性皮炎。要选择阳光不是太强烈的时间段，选择有防水作用的婴儿或儿童防晒霜，在外出前20~30分钟涂抹，每隔2小时需要重复涂抹一次。

没有阳光照射（阴天）的时候也要防晒，尽管看不到阳光，但紫外线是可以穿透云层照射到地面的，尤其是UVA，能穿过很厚的云层，对皮肤造成慢性损伤。所以，阴天在户外长时间玩耍、在露天泳池游泳、去沙滩玩耍都要采取防晒措施。

❖ 如何给宝宝选择和使用防晒霜？

防晒霜类型：一种是化学防晒剂，一种是矿物质防晒剂。除了防晒成分不同，不同品牌的防晒霜，所添加的非防晒成分也略有不同，有的含有防腐剂，有的含香精，抑或其他化学物质。

在给宝宝选择防晒霜时，一定要选择有质量保障的品牌，而且必须是儿童防晒品，产品说明书上标有低敏感性（Hypoallergenic）或儿童使用字样。防晒霜适用于6个月以上婴儿使用，SPF（防晒系数）15~30，宝宝的肤色比较深时，可选SPF指数稍低些的。宝宝肤色比较白的，可选SPF指数高的。具体到您的孩子适合哪种，还需要在实际应用中体会。

不建议给6个月以下婴儿使用防晒霜，包括标有婴儿、儿童或低敏感性字样的防晒霜。建议给宝宝穿薄的长衣长裤，戴宽檐帽遮住脸、鼻、耳朵和脖子，或使用遮阳伞，也可在婴儿车上罩遮阳篷。避开10：00~16：00时间段，初次使用防晒霜或新换了防晒霜，在使用前，要在宝宝前臂内侧涂抹，观察一段时间，确定没有异常反应才能使用。

防晒品英文术语释义	
常见术语	含义
Sun Burn	晒伤（日光性皮炎）。皮肤长时间曝晒于日光下，受UVB过度照射后，发生的急性光毒性反应。
Non-comedogenic	不会造成粉刺，适合肌肤较油，容易长青春痘的人。
Waterproof	确保下水后80分钟内有防晒效果。
Water resistant	确保下水后40分钟内有防晒效果。
Sweat resistant	具有抗汗作用。
Hypoallergenic	适合敏感性皮肤和儿童使用。
Oil Free	清爽，不含油脂。

❖ 防晒霜标的SPF和PA是什么意思?

SPF是Sun Protection Factor的缩写，为防晒指数。是皮肤抵挡紫外线的时间倍数。防晒品上所标示的SPF值即为其所提供的保护指标。

例如：在不涂防晒霜的情况下，在阳光下停留20分钟后，你的皮肤会稍稍变成淡红色，则防晒系数15的产品可保护你达5小时之久。

20（分钟）×15（SPF）=300分钟（5小时）

当使用SPF 4的防晒霜后，理论上可在阳光下逗留4倍时间（80分钟），皮肤才会呈现微红；若选用SPF 8的防晒霜，则可在太阳下逗留8倍时间（160分钟）；当使用SPF 15的防晒品时，表示可延长至15倍的时间(300分钟)；依此类推。

PA是Protection of UVA-1的缩写。科学已经证实UVA-1是导致肌肤老化的凶手，所以科学家就研发了专门抵挡UVA-1的防晒品，并以+、++、+++来表示防御强度，+字越多，防止UVA-1的效果就越好。

❖ 防晒油、霜、液有何不同?

防晒产品以霜最为普遍，液状比较清爽，油或膏类具有很好的防水防汗效果，但涂在脸上会感觉到明显的不舒服，一般用于身体较多。

❖ 是不是越热紫外线越强烈?

紫外线不会发热。例如爬山，越往上，山风越凉，人甚至感到寒冷，但这时的紫外线非常强烈。也就是说，每往上1000米，紫外线就增强10%。同样道理，在大海上海风让你感觉凉爽，然而那个时候的紫外线已达到极强的程度，所以不要因为待在凉爽的地方不发热就忽略防晒。

❖ 什么颜色的衣服最防晒? 衣服的质地和防晒有关吗?

T恤衫有很好的防晒作用，可隔离95%的紫外线光，相当于涂了SPF15 ~ 30的防晒霜。但衣服湿了之后便失去防晒的功效。衣服颜色越深，防紫外线性能越高。不同布料防晒效果也不同，化学纤维的衣服 > 涤纶 > 锦纶 > 人造棉、丝；天然纤维中，亚麻 > 大麻 > 棉丝。

❖ 防晒霜为什么能防晒?

防晒霜之所以能防晒，是基于所含有的防晒剂。防晒剂从机理上可分为物理防晒剂和化学防晒剂。物理防晒剂主要是靠反射作用，屏蔽掉紫外线来达到防晒的目的，而化学防晒剂则是靠吸收紫外线，使其转化为热量再释放出来，以达到防晒的功效。

物理防晒剂的主要成分是二氧化钛和氧化锌。氧化锌在皮肤科可用来治疗湿疹、皮炎等疾病，可以用于眼周等皮肤敏感处，适合敏感肤质使用，比较安全。物理防晒剂只能配制成油剂或膏剂，不太适合油性皮肤使用。

化学防晒剂主要成分是水杨酸辛酯和二苯甲酮。以化学防晒剂为主的产品质地比较细腻，抹在皮肤上感觉比较清爽，更适合油性皮肤，但是缺点是有些产品可能引起过敏。

北京协和医院皮肤科闫言博士说，现在市面上很难找到纯物理的防晒霜，一般产品都是物理和化学防晒剂的混合产品。在购买时，可以咨询导购来选择是以物理防晒剂为主的产品还是以化学防晒剂为主的产品。

防晒产品中含有的防晒物质

防晒物质	主要功能
氧化锌	是重要且使用广泛的物理防晒剂，屏蔽紫外线的原理为吸收和散射。
二氧化钛	防晒机理是简单的遮盖，属一般的物理防晒，对不同波长紫外线的防晒机理不一样，对长波区紫外线的阻隔以散射为主，对中波区紫外线的阻隔以吸收为主。
水杨酸辛酯	可以吸收紫外线，并将紫外线的能量转化为热释放出来从而达到防晒的目的，能吸收280~300nm波段的紫外线，作为UVB吸收剂使用于防晒品中，是较常使用的一类紫外线吸收剂。
甲氧基肉桂酸辛酯	可以吸收280~310nm波长范围的紫外线，在311nm处产生最大吸收。
2-羟基-4-甲氧基二苯甲酮	把高能、有害的紫外光变成低能、无害的热能。

❖ 如何治疗日光性皮炎？

避免继续暴露在强光直射之下，暂时停食油菜、菠菜、莴苣和无花果等光敏食物；

温水洗澡，避免热水澡，以免加重皮炎症状；

避免宝宝用手抓挠患处，以防继发感染，可局部涂抹炉甘石洗剂止痒；

冷敷可帮助皮肤散热，可减轻疼痛和烧灼感。可采用毛巾包裹冷水袋，或者用无菌纱布浸常温水湿敷晒伤部位的方法，每次3~5分钟，每天3~5次，切不可用冰袋冰敷；

症状较重时，要及时去医院就诊，并在医生指导下进行治疗。

6. 疫苗接种后过敏反应

接种疫苗给无数宝宝带来了巨大福祉。但是，美中不足的是，极个别情况下，接种疫苗会带来严重的过敏反应。其原因与疫苗的种类有关，也与被接种者生理状态密切相关，多见于有过敏史的儿童。

疫苗过敏反应可在接种后数小时至数天内出现散在或全身丘疹、斑丘疹或荨麻疹样皮疹，可融合成片。注射类毒素、抗毒素可溶性抗原后，局部出现红肿，皮肤发亮，范围逐渐扩大，严重者可延至肘关节以下及手背，可有瘙痒、麻木、肿胀感。严重的过敏反应发病急，可在接种数分钟内发生，可出现呼吸困难，甚至休克现象。

如果宝宝曾经发生过严重的过敏反应，或者家庭中有发生严重过敏反应甚至是致命性过敏反应的成员，在接种疫苗前，可向专业医生咨询，也要将宝宝的情况告知接种疫苗的医生。

宝宝患病期间不能接种疫苗，如果您的宝宝在患病期间正赶上疫苗接种预约时间，切莫隐瞒病史，要向疫苗接种医生说明宝宝目前情况，由疫苗接种医生决定是否能够如期接种，如果疫苗接种医生建议您向专业医生做进一步咨询，您千万不要怕麻烦而拒绝。接种疫苗后要在接种处观察30分钟，确定宝宝没有任何不良反应后，再离开医院。

疫苗接种引起的严重过敏反应是极其罕见的，父母不必因为害怕这种极少发生的严重异常反应，而拒绝给孩子进行疫苗接种。

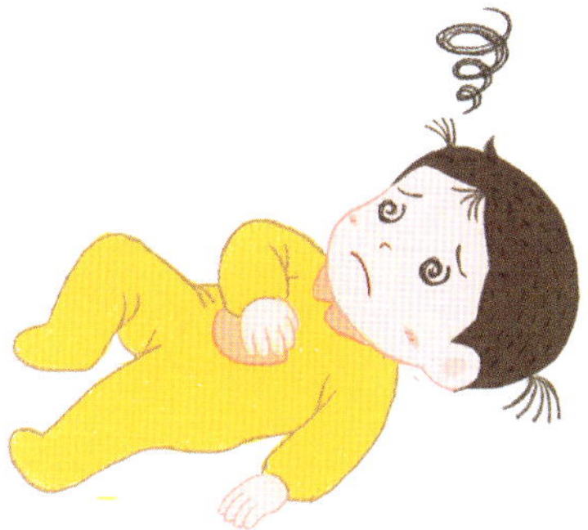

第七章

致命性过敏反应

严重的致命性过敏反应会危及宝宝生命，但我们也不要心惊胆战，因为仅有极少数儿童会出现严重的或危及生命的过敏反应。只要诊断明确、预防措施得当，治疗正确，是能够控制住过敏，享受健康快乐生活的。

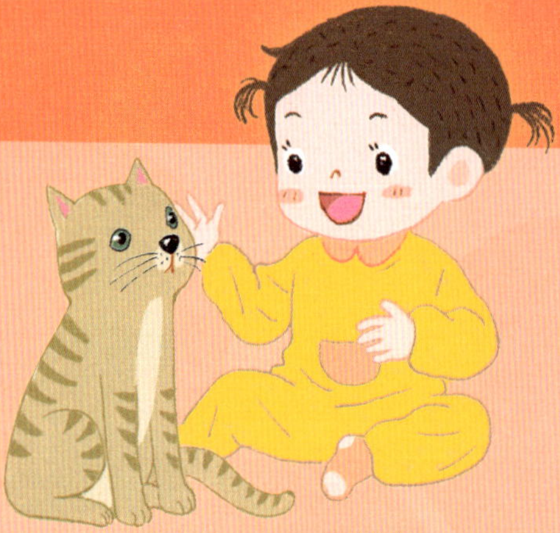

1. 什么是致命性过敏反应？

过敏是免疫系统对一种物质的过度反应，而这种物质对大多数人而言是无害的。但对于有过敏倾向的宝宝来讲，他们的身体将这种物质（称为过敏原）视为侵略者，做出过度反应，因此引起恼人的过敏症状或过敏性疾病，严重的甚至会有生命危险。

致命性过敏反应是对特殊过敏原的极端响应，是一个严重或危及生命的剧烈过敏反应，发病非常迅速，可在接触过敏原后的几分钟之内出现。

引起致命性过敏反应的过敏原包括但不限于：食物，如花生或贝类；蚊虫叮咬，如蜜蜂蜇；药物，如青霉素；乳胶，如乳胶材料做成的气球；运动性过敏反应；其他多种过敏原(有关过敏原请阅读后面的“过敏反应的原因”)。有时过敏反应没有明显原因，称为自发性或突发性过敏反应。

当身体感知到有一个或一群不速之客（我们称为过敏原）对自己有威胁时，开始针对不速之客形成与此相对应的抗体，待此不速之客再次光顾身体时，抗体就是与此不速之客作战的武器，释放某些引起过敏症状的因子，就发生了过敏反应。

2. 致命性过敏反应有哪些常见症状？

有些致命性过敏反应发生时，体内关键性器官的血流不足，就会导致过敏性休克。而有些过敏反应发生时，喉头会发生水肿，堵塞呼吸道，也会引起休克。

致命性过敏反应是一种严重的或有可能危及生命的过敏反应，发病速度非常快，甚至与过敏原接触几分钟后就能够出现过敏反应症状。发生致命性过敏反应的症状因人而异，常见症状有：假膜性喉头炎；皮肤瘙痒的荨麻疹；眼、口唇、舌、上腭水肿；喉部堵塞；胸闷、胸痛、呼吸困难；低血压；眩晕、头痛。

识别可能出现的过敏症状	
头部	焦虑不安 意识模糊 眩晕 晕厥
口部	发痒 嘴唇或舌头肿胀 嘴唇或舌头有麻刺感
肺部	呼吸短促 咳嗽 哮鸣音 呼吸困难
皮肤	发痒 荨麻疹 泛红 肿胀
喉部	发痒 堵塞感 咳嗽 嘶哑
心脏	脉弱 心率快
胃部	呕吐 恶心 腹泻 痉挛

3. 发生了致命性过敏反应时，应该怎么办？

致命性过敏反应开始时，其症状就像一般的反应，然后蔓延到身体的多个部位；反应可以很快恶化，出现呼吸困难，口部或喉部肿胀，眩晕或昏厥，如果不及时治疗，会有生命危险。如果您家宝宝被诊断为有危及生命的速发过敏，医生会建议您的孩子要随身携带装有肾上腺素注射液的自动注射器，以防急用。

重要的是迅速做出反应！如果你的宝宝表现出致命性过敏反应症状或迹象时，立即使用0.3mg 肾上腺素注射液（EpiPen®）或0.15mg 肾上腺素注射液（EpiPen Jr®），然后寻求医疗急救。肾上腺素注射液是治疗致命性过敏反应的一线药物，不及时注射肾上腺素注射液可能会有生命危险，不建议首先使用抗组胺剂。

注射到大腿外侧的中部。不要注射进静脉、臀部、手指、脚趾、手掌或脚部。注射时抓牢宝宝的腿以防外伤。极少数患者会出现针眼部感染，如果在注射部位发生红、肿、热、痛，需由医生处理。副作用有心律快、心律不齐、出汗、恶心、呕吐、呼吸困难、面色苍白、眩晕、虚弱、颤抖、头痛、过于激动、情绪不安、神经紧张、焦虑。让宝宝躺下休息，如果这些反应没有很快消失，请带宝宝看医生。

严重的致命性过敏反应是会致命的，最优先考虑的是尽可能地避开已知的过敏原！

幸运的是，严重危及生命的速发过敏只发生在

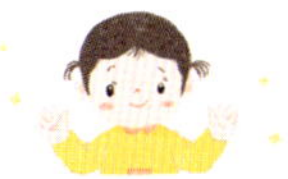

郑大夫小课堂

肾上腺素自动注射液说明

肾上腺素自动注射液（EpiPen®或EpiPen Jr®）是针对过敏原、运动或未知原因引发的危及生命的过敏性反应的紧急治疗用针剂，也是针对那些高危过敏性反应人群，只能用于紧急救援的辅助治疗，注射后应立即寻求医疗帮助。抗组胺剂是治疗荨麻疹、假膜性喉头炎或其他皮肤症的常用药物，对治疗致命性过敏反应无效，肾上腺素是唯一的治疗致命性过敏反应的一线药物。

美国有供过敏患者自行使用的肾上腺素笔（EpiPen）上市，推荐首选大腿外侧肌注。肾上腺素自注射设备中应用的是自动注射器，处方中常见的两种注射器叫 EpiPen 和 EpiPen Jr。EpiPen 是为成人使用设计的。EpiPen Jr 每次可以注射 1:1000 稀释的肾上腺素 0.15 mg，是为儿童使用设计的。

致命性过敏反应急救步骤示意图

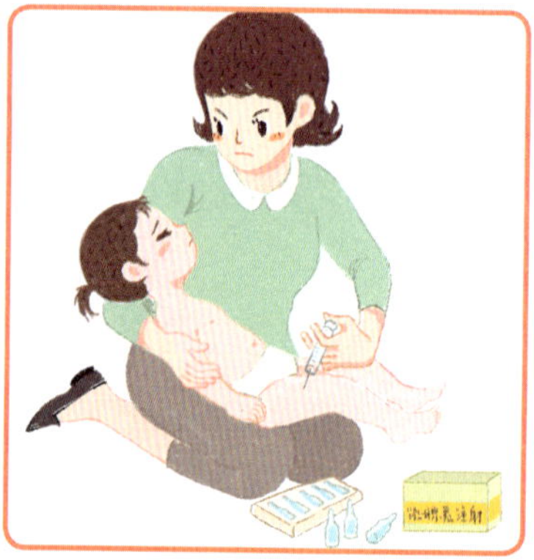

●宝宝表现出致命性过敏反应症状或迹象时，首先立即使用0.3mg或0.15mg的肾上腺素注射液。注射到大腿外侧的中部。

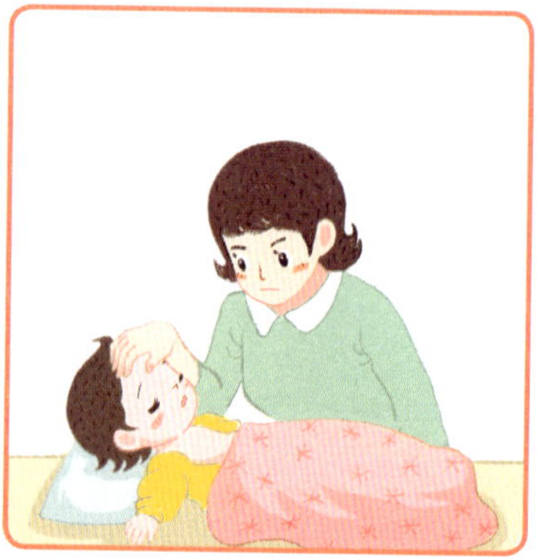

●让宝宝躺下休息，观察用药后的反应。

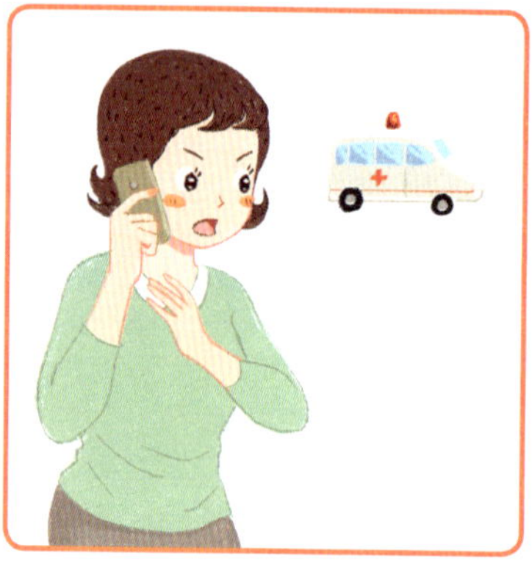

●如果过敏反应没有很快消失，马上拨打求救电话，带宝宝到医院求诊。

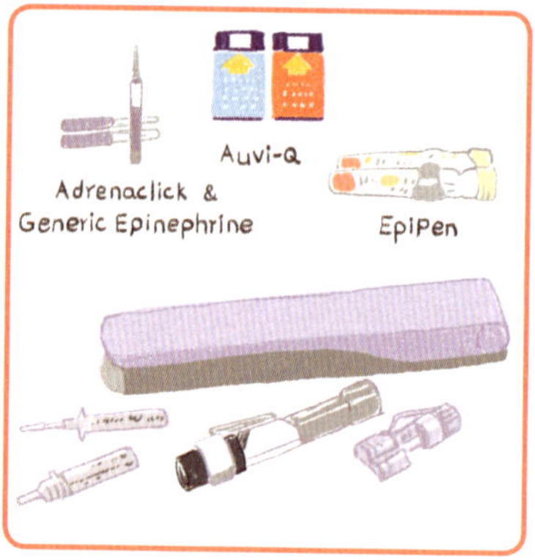

●医生开出的肾上腺素注射液针剂，一般包括两支带自动注射器的针剂，一支训练用的“针剂”，全部装在一个便携式的容器内。

少数儿童中，每年致命性过敏反应的发病率占总的过敏反应的比例很低。患有哮喘或有致命性过敏反应病史的儿童，患这种致命性过敏反应的危险性大。

如果你的宝宝诊断出危及生命的过敏性反应倾向，你要随身携带带有自动注射器的肾上腺素注射液针剂，以备急用。如果孩子去了幼儿园或学校，但因年龄尚小，自己不能注射药物，要告诉学校老师，让老师放置在随手可得的地方，以便宝宝发病时急用。如果宝宝已经长大，自己会注射，要让宝宝时刻随身携带。

肾上腺素注射液装在一个便于携带的容器内，其容器的大小类似于一个智能电话。

肾上腺素注射液开出时一般包括两支带自动注射器的针剂，一支训练用的“针剂”，该针剂不带针头，以便使你或你的孩子（年龄稍大些）能够练习打针。你用这个训练针剂练习、熟悉注射方法至关重要，医师也会告诉你如何注射使用或储存肾上腺素注射液。

要保证这种肾上腺素注射液能够让大人或孩子随时随地地拿到。医生会鼓励你给孩子佩戴医疗警觉腕带，随身携带抗组胺剂也是很有必要的，这种药物可以缓解

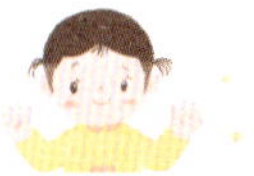

郑大夫小课堂

使用肾上腺素注射液注意事项

处方药。

学龄儿童，1支0.15mg。放到随时可用的地方（不要锁起来），避免极端温度，15~30℃保存，不要存在车里，注意有效期。

某些人的过敏症状。但是，抗组胺剂不能代替肾上腺素注射液，因为抗组胺药作用缓慢（30~60分钟），不是治疗致命性过敏反应的一线药物，既不会阻止也不会防止致命性过敏反应。

使用肾上腺素注射液后的儿童应该及时到医疗救助机构或医院急救中心接受进一步的治疗。有1/5的过敏患者在第一次发作后的数小时内，会出现第二波症状，所以这些孩子出现过敏性反应症状后，可能需要在诊所或医院接受医疗观察数小时，即使是看上去很好。

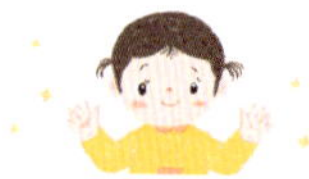

郑大夫小课堂

我国儿童致命性过敏反应发生情况

北京协和医院变态反应科尹佳等过敏专家通过历时15年过敏性休克回顾性研究发现，0~3岁的婴幼儿62%的过敏性休克首发因素是牛奶；4~9岁的儿童59%首发因素是水果蔬菜；10~17岁青少年，小麦诱发的占到20%。

4. 致命性过敏反应与哪些因素有关？

速发过敏的严重性取决于一系列因素，例如食物过敏危及生命的因素包括：食入的量、食入的形式（熟的、生的、加工过的）、所摄食物间的作用、年龄、摄入时间的敏感性、在体内的吸收速度、是否存在其他症状，例如严重或难以控制的哮喘病。

食物过敏原很难避开，尤其是过敏原隐藏在食物内，配料单上标注不清。如果宝宝有食物过敏倾向，父母需要用心避免食入过敏性食物，即小心谨慎的设计菜单，避免食物交叉作用，仔细阅读食品标签，警惕隐含的过敏原。如果你的宝宝对某一食物有严重的过敏反应，那么孩子本人、家人、老师应该知情，知道如何辨认过敏性反应的症状，在发生致命性过敏反应时如何处置。

多数人被蜜蜂、马蜂蜇或蚂蚁叮咬后，会出现肿胀、疼痛、泛红等症状，这些症状可持续一周，一般不需治疗就可以痊愈。但有时昆虫叮咬也会导致致命性过敏反应，甚至以前多次被叮咬都没有发生致命的过敏反应。

最常见的过敏反应是由蜜蜂、黄蜂、蚂蚁叮咬引起的过敏反应，另外还有蚊子、臭虫、蜱虫等也是常见的过敏原。如果你的宝宝有蚊虫叮咬过敏倾向，请注意以下问题：

• 外出时，不要穿颜色鲜艳的衣服，不要涂抹甜味或芳香的护肤液、香水、香波，不要光脚。

• 如果在野外用餐，请将食物和剩下的垃圾密封好。

• 带宝宝在花园、公园或野外游玩时，周围可能会有昆虫巢穴，要给宝宝穿长裤和长袖衫。

• 很难完全避免那些极可能导致致命性过敏的蜜蜂，尤其是外出时，如果宝宝有严重的致命性过敏反应史或严重过敏倾向，可注射免疫针，可以长期抵御昆虫叮咬所致的过敏性反应，但并非能够终生免疫对蚊虫叮咬的过敏性反应。还要记得携带肾上腺素注射液。

• 药物也是致命性过敏反应原因之一，最具代表的是青霉素，还有阿司匹林和布洛芬，可发生于任何年龄。

• 乳胶也是引起致命性过敏反应的原因，比如乳胶材质的婴儿安抚奶嘴、奶瓶、气球、橡胶把柄的球拍，以及其他含乳胶材料的制品。

• 活动诱发的过敏性反应表现为周身温暖、皮肤发痒、发红，常与药物和食物有关联，比如在活动前后服用药物或摄入食物，有这种倾向的儿童，摄入食物后的4~6小时内禁止运动。

5. 如何防止发生严重的过敏反应？

严重的过敏反应是不可预知的，过敏反应可以随时随地发生，过敏反应的严重性、进展、症状以及症状的持续期，既没有什么规律可循，也不可预知。对于有致命性过敏反应倾向的宝宝家长或看护人而言，须时刻保持警惕，及时发现任何形式的致命性过敏反应。事实证明，尽一切可能避开已知的过敏原，是预防过敏反应的最好方法。以下6点是必须记住的关键点，不但父母要牢记，还要告知家庭其他成员，还有老师、同学和学校的医护人员也要知晓孩子的过敏史。

尽可能避开已知过敏原；

能够快速认识过敏反应的症状和迹象；

随时随地都能够马上拿到肾上腺素注射液：0.15mg肾上腺素注射液（EpiPen Jr®）；

牢记紧急时的联系信息，把可拨打的急救电话，宝宝医生的联系方式置顶，在第一时间可立即寻求医疗急救；

父母要做好记录，完整地记录下过敏性反应史，以及历次诊断检查结果，带宝宝就医时拿给医生看，以免医生开出引起致命性过敏反应的药物。如果宝宝有严重的致命性过敏反应史，建议佩戴医疗识别腕带，在紧要关头，提醒医生和救助者。

准备好宝宝正在服用的药物清单，以便使用。

图书在版编目(CIP)数据

家庭育儿全攻略．宝宝过敏全防护 / 郑玉巧著．
-- 南昌：二十一世纪出版社集团，2018.1
（郑玉巧育儿经）
ISBN 978-7-5568-1226-4

Ⅰ．①家… Ⅱ．①郑… Ⅲ．①小儿疾病－变态反应病－防治
Ⅳ．① R72

中国版本图书馆 CIP 数据核字 (2017) 第266519号

宝宝过敏全防护　郑玉巧 著

策　　划	张秋林
编辑统筹	杨　华
责任编辑	张爱玲
设计制作	赵　峰
出版发行	二十一世纪出版社集团（江西省南昌市子安路75号　330009）
	www.21cccc.com　cc21@163.net
出 版 人	张秋林
经　　销	全国各地书店
印　　刷	江西茂源艺术印刷有限公司
版　　次	2018年1月第1版　2018年1月第1次印刷
印　　数	1~30000册
开　　本	720mm × 960mm　1/16
印　　张	13.5
字　　数	150千字
书　　号	ISBN 978-7-5568-1226-4
定　　价	38.00元

赣版权登字—04—2017—785